Der Häuptlingspfad zur Gelassenheit

Margit List war über 20 Jahre als Dipl.-Sozialpädagogin (FH) in der freien Wirtschaft, Verwaltung, in sozialen Einrichtungen und bei Gericht tätig. Sie ist professionelle Trainerin, Coach und Vortragsrednerin mit dem Schwerpunkt Gelassenheit trotz Leistungsdruck. Hunderte von Menschen lassen sich von ihr in Krisensituationen bei der vollen Entfaltung ihres Potentials begleiten, um privat und beruflich wieder aufzublühen und durchzustarten.

www.margit-list.de

Der Häuptlingspfad zur Gelassenheit

Wie du den Leistungsdruck aus deinem Leben verbannst

Margit List

ISBN: 978-3-00-068507-1 (Taschenbuch)

ISBN: 978-3-00-068507-4 (E-Book)

Verlag: Amazon Kindle Direct Publishing
Umschlaggestaltung: Mandy Marschner, Berlin
Das Buch ist auch als Kindle-E-Book erhältlich.
Innen-Layout, Gestaltung und Satz: Margit List
Umschlagmotiv: Margit List
Illustrationen: Margit List
Druck und Bindung: Amazon KDP
Lektorat: Tanja Giese, Berlin
Diese Publikation ist in der Deutschen Nationalbibliothek einsehbar.

Inhalt

Warum Häuptlingspfad und nicht Prinzessinnenpfad?

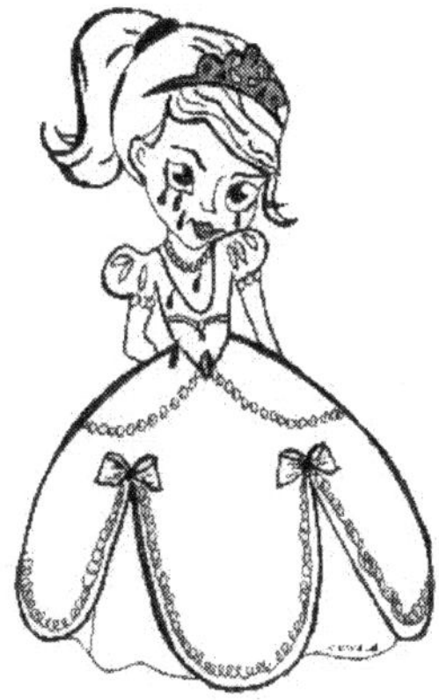

Endlich bin ich da. Ein gesundes Baby, ein kleines süßes Mädchen! Eine Prinzessin? Ja! Meine Eltern waren begeistert, waren doch Mädchen in der Familie väterlicherseits eher Mangelware. Wie es sich meine Eltern wünschten, fing ich vom ersten Tag meines Lebens an, den Prinzessinnen-Pfad zu gehen – obwohl sich von Beginn an andeutete, dass ich alles andere als eine Prinzessin war: Ich kam mit kohlrabenschwarzen Haaren, einer roten Nase und einem schrumpeligen Gesicht auf die Welt und schrie so laut, wie ich nur konnte.

So trug ich in meinen ersten Lebensjahren rosa Kleidchen, Rüschenmützchen und putzige Ballerina-Schühchen. Auch meine schwarzen Haare wurden tatsächlich mit jeder Haarwäsche heller und heller, bis sie schließlich ganz blond waren. Es gab nur ein Problem: Ich war einfach keine Prinzessin und wollte auch keine sein! Ich wollte nicht brav, schön, sanftmütig und still sein. Ich wollte viel lieber mit anderen Kindern herumtollen, auf Bäume klettern, Fangen spielen, heimlich Feuer machen und im Wald meine Freunde mit Tannenzapfen bewerfen.

Ich erinnere mich noch gut an den Februar 1978.
Ich bin 7 Jahre alt, es ist Karneval und mein Vater fragt mich: „Margit, als was möchtest du denn im Fasching gehen?". „Gut, dass er mich fragt", denke ich mir. Ich weiß genau, als was ich gehen möchte! „Ich möchte Indianerhäuptling sein!", sage ich zu Papa. Ich träume schon seit vielen Jahren von so einem bunten Häuptlingsfederschmuck mit ganz vielen Federn, der lang den Rücken hinunter reicht. Der Nachbarsjunge verkleidet sich nämlich im Fasching als Häuptling und hat so einen Häuptlingsfederschmuck. „So einen, wie der Franz hat, so einen will ich auch!", sage ich zu Papa. Mein Vater schaut irritiert zu mir herunter und antwortet: „Nein, sei doch lieber eine Prinzessin. Das ist viel schöner! Passt doch viel besser zu dir! Du bist so süß, hast so tolle blaue Augen und bist so schön blond!". Ich bin geschockt, mir schießen Tränen in die Augen, kriege gleichzeitig eine Riesenwut, bin enttäuscht und traurig zugleich.

Kennst du das, wenn sich Traurigkeit, Wut und auch Hilflosigkeit ineinander mischen und du das Gefühl hast, nichts tun zu können?

Ich will Papa doch gefallen. Will, dass er mich lieb hat, mich toll findet. Ich möchte seine Anerkennung! Ich bin also eine Prinzessin im Fasching, bekomme eine „schöne" goldene Krone von Papa. Auf einer Faschingsfeier verbiege ich voller Zorn alle Kronenzacken ganz weit nach unten. So weit, bis die Zacken fast abbrechen! „Ich will keine Prinzessin sein! ICH WILL INDIANERHÄUPTLING SEIN!", denke ich wütend und würde es am liebsten in die Welt hinausschreien. Doch ich bleibe stumm. Glücklicherweise ist auch der Nachbarsjunge auf der Faschingsparty. Er hat gar kein Interesse an seinem Häuptlingsfederschmuck! Er lässt ihn einfach unachtsam auf einem Tisch herumliegen und tanzt ausgelassen mit anderen Kindern. Das ist meine Chance! Ich mopse mir den Federschmuck einfach, setze ihn auf und bin den ganzen Nachmittag das glücklichste Häuptlingsmädchen im rosa Prinzessinnenkleid.

Um Liebe, Aufmerksamkeit und Anerkennung zu bekommen, versuchte ich jedoch immer wieder, den Erwartungen meiner Eltern zu entsprechen und eine artige, schöne und perfekte Prinzessin zu sein. Ich habe mich in meinem Leben immer wieder verbogen, um andere Menschen glücklich zu machen. Ich selbst blieb meist auf der Strecke. Ich holte mir zwar ab und an meinen „Häuptlingsfederschmuck" und meldete eigene Bedürfnisse und Wünsche an, konnte aber mein Leben als „echte Margit" nicht leben. Ich war zunehmend unglücklich und irgendwann ohne Kraft und jede Lebensfreude.

Meine Arbeit als Verwaltungsfachangestellte bei der Stadtverwaltung machte ich als junge Erwachsene irgendwann nur noch „mechanisch und nach Vorschrift", mehr schlecht als recht, ohne jede Leidenschaft und Freude. Ich lebte oder besser gesagt: ich vegetierte mit 21 Jahren „irgendwie so vor mich hin". Ich hatte das Gefühl, dass unbedingt etwas passieren muss!
Das war die Wende in meinem Leben: Als ich erkannte, dass ich nicht als Prinzessin durchs Leben gehen möchte. Ich wollte kein Leben ohne Freude, Leidenschaft und Lebenskraft führen. Ich wollte leben! Ich entschied mich, zaghaft aber mutig, MEINEN Lebensweg zu gehen: mein Leben zu leben! Auch wenn der Weg noch nicht von meiner Familie betreten worden war. Es sollte mein ganz eigener Lebensweg sein. Also begann ich, den Häuptlingspfad zu beschreiten, den Weg, der zu mir selbst führt, zu meinem Ich, zu meiner Identität als Margit, die mir von der Natur in die Wiege gelegt wurde. Also kündigte ich meine Stelle bei der Stadtverwaltung. Ich kam zu der Erkenntnis, dass es nicht nur mein Recht, sondern auch meine Pflicht war, diese Person Margit zu leben. Habe ich

eine Aufgabe im Leben? Was ist der Sinn meines Daseins? Ich spürte tief in meiner Seele, dass ich eine bestimmte Aufgabe im Leben habe und es einen Sinn gibt, warum ich hier auf Erden bin. Auch hatte ich die Erkenntnis, dass ich nur in meiner vollen natürlichen Kraft, inneren Gelassenheit und Freude sein kann, wenn ich ICH selbst bin und MEIN eigenes Leben lebe, d. h. aufhöre, für andere Menschen perfekt zu sein, für sie zu funktionieren. Stattdessen musste ich beginnen, NEIN zu sagen. Ich beschloss, mein Leben als Prinzessin ins große lodernde Feuer zu werfen und Häuptling meines eigenen Lebens zu werden.
Ich begann den zweiten Bildungsweg zu beschreiten, um mein Abitur nachzuholen. Auch wenn ich dadurch mit Ablehnung, Neid und Missgunst zu kämpfen hatte und mir immer wieder Steine in den Weg gelegt wurden. Ich war überzeugt: Nur so kann ich glücklich werden, privat und beruflich einen starken Weg gehen. Nur so kann ich zu meiner inneren Kraft gelangen, zu meiner Leidenschaft und Bestimmung. Nur so kann ich Verantwortung für mich und mein Leben übernehmen und mein Leben selbst bestimmen. Ich wollte ALLES im Leben, das volle Leben und nicht nur ein Abklatsch von irgendetwas anderem sein. Herauskommen sollten Lebensfreude, Erfolg, Gesundheit, Power und Wohlstand im Leben.

Doch: Wie mache ich das? Wie kann ich mein wahres ICH finden und mein volles Potential entfalten? Wie kann ich glücklich sein in einer Welt, die überall die volle Anpassung fordert? Wie gelingt es, aufzuhören, die Erwartungen und Anforderungen von außen (und die überhöhten Ansprüche an mich selbst) zu erfüllen und mich für andere Menschen zu verbiegen? Gerade wir Frauen wollen geliebt, gemocht, schön und anerkannt sein, oder? Doch werden wirklich WIR geliebt, wenn wir uns selbst ständig verbiegen und verleugnen? Welchen Preis zahlen wir dafür?

Ich durfte, teilweise mit toller Unterstützung von wunderbaren Menschen, herausfinden, wie das geht: meine eigene Persönlichkeit finden und entwickeln, herausfinden, wer ich wirklich bin. Dadurch habe ich erfahren, wie ich meinen eigenen Lebensweg gehe, der tief in mir schlummert.
Ich kenne die Schritte, die du gehen musst, damit du zu dir selbst finden und entdecken kannst, welch wunderbaren Talente und Stärken du hast. Ich weiß, wie du zu der Ur-Quelle deiner Kraft, deinem Erfolg und deinem Lebensglück kommen kannst. Deshalb habe ich für dich die Lösung. Ich habe eine Methode erschaffen, wie du so effektiv und schnell wie möglich zu deinem inneren Kern, zu deiner wahren Identität gelangst und tatsächlich dein volles und reiches Leben leben kannst. Du musst keine Zeit mit Suchen, Herumirren oder gar Misserfolgen verschwenden, so wie es bei mir gewesen ist. Du kannst gleich den Häuptlingspfad zur Gelassenheit beschreiten und den direkten Weg ins Glück einschlagen! Genau darum habe ich für dich die Häuptlingsmethode entwickelt.

Diese eine Methode, die dein Leben für immer verändern wird, habe ich für dich auf einen Pfad gelegt, den Häuptlingspfad! Diesen Pfad kannst du ganz gemütlich gehen. Er ist für dich bequem in 12 Wegweiser unterteilt. Schon bald, nach den ersten Schritten, wirst du beginnen, die Melodien deines eigenen Lebens zu spielen, mit voller Kraft, Gesundheit, privatem sowie beruflichem Erfolg und mehr Leichtigkeit und Freude. Hört sich gut an, oder?

Ich wünsche dir ganz viel Spaß beim Lesen und bei deinen ersten Schritten auf dem Häuptlingspfad! Es wartet das pralle Leben auf dich, kombiniert mit privatem und beruflichem Erfolg. Also los. Alles, was du brauchst, ist etwas Mut, den Willen für Veränderung und Neugier. Denn: Der Weg zu dir selbst wird das größte Abenteuer deines Lebens sein!

In diesem Buch möchte ich Frauen und Männer gleichberechtigt ansprechen. Ich wähle jedoch für dieses Buch bis zum Häuptlingspfad (Kapitel 4) die männliche Form, anschließend nur noch die weibliche. Ich möchte jedoch, wie gerade erwähnt, immer alle Menschen ansprechen. Aber mit dem Beginn des neuen digitalen Zeitalters starte ich mit der männlichen Form und mit der weiblichen Form werde ich schließen. Nicht zuletzt natürlich, weil ich selbst eine Frau bin und mich auch dem weiblichen Geschlecht zuordne. Ansprechen möchte ich jedoch immer alle Menschen und in keiner Hinsicht irgendeine Unterscheidung machen.

Ebenso wenig möchte ich mit dem Wort „Indianer" einem „Native American" auf irgendeine Weise zu nahetreten oder gar herabwürdigen. Ganz im Gegenteil: Meine Haltung und Absichten gegenüber diesen Menschen sind nur die besten und geprägt von größtem Respekt. Ganz im Sinne des deutschen Indianers Robert Alan Packard, der seit 25 Jahren in Deutschland, heute in Berlin, lebt. Er ist Model und Schauspieler und bezieht klar Position zur Indianer-Debatte: „Der Blick in die Augen ist wichtiger als das Wort. Man kann mich nennen, wie man möchte, so lange man sich dabei mit offenen Augen in die Seele blicken kann. Wenn Worte aus gutem Herzen heraus gesprochen werden, dann gibt es nichts Böses an ihnen" (Packard 2021).

Dieses Arbeitsbuch kannst du gerne der Reihe nach angehen. Du kannst aber auch immer wieder mal „reinlesen", ganz so, wie du es brauchst. Aus diesem Grunde werden einzelne wichtige Gedanken in dem Buch wiederholt.

Aber jetzt wünsche ich dir ganz viel Spaß beim Lesen! Alle Zeichnungen und Abbildungen in diesem Buch sind von mir selbst.
Lade dir gerne zusätzlich die **SOS-SCHNELL-TIPPS** für mehr Gelassenheit und weniger Leistungsdruck in deinem Leben herunter. Dazu bekommst du sogar **Gratis 5**

Bilder im DIN A4-Format aus DIESEM Buch kostenlos (inkl. Häuptlingin-Bild) zum Ausdrucken. Das ALLES natürlich kostenlos als zusätzliches Geschenk an dich! Benutze hierzu den folgenden QR-Code oder gehe einfach über: https:// www.margit-list.de/sos-schnelltipps

Wenn du nun wissen möchtest, wie du DEIN inneres Feuer entzünden kannst, ohne selbst zu brennen bzw. auszubrennen, dann lies jetzt weiter! Ich lade dich herzlich dazu ein, mit mir den Häuptlingspfad zur Gelassenheit zu gehen. Ich freue mich sehr darauf!

Margit List

Gerade wenig Zeit? Dann lade dir jetzt die **SOS-SCHNELL-TIPPS** für mehr Gelassenheit, deine maximale Kraft und gesundheitliche Stabilität herunter! Für Führungskräfte, Arbeitnehmer und alle Menschen wie du und ich. **PLUS Gratis 5 BILDER** aus der eigenen Feder von Margit List aus DIESEM Buch (inkl. Häuptlingin-Bild) kostenlos im DIN A4-Format zum Ausdrucken!

Route 1: Leistungsdruck und Stress sind überall

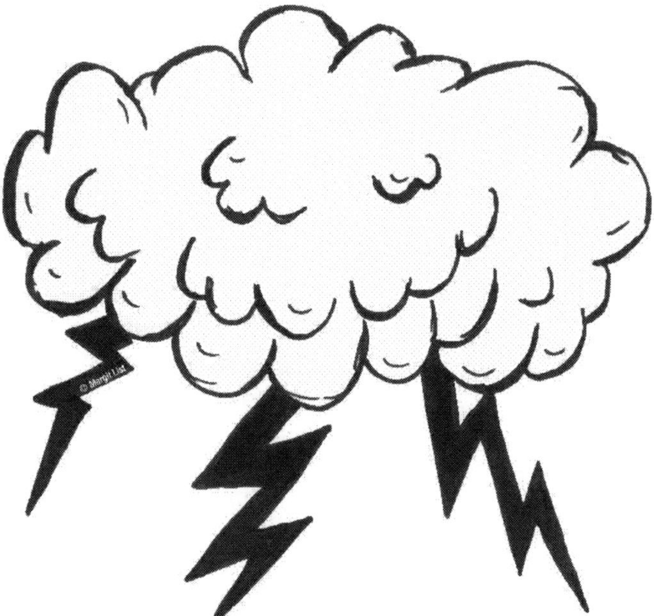

Unsere moderne Gesellschaft baut auf der Vorstellung auf, dass aus jedem von uns etwas werden kann, wenn wir nur hart genug arbeiten und uns anstrengen. Gute Arbeitsleistung, so das Versprechen, führt unweigerlich zu Erfolg und Glück im Leben eines Menschen. Aus diesem Grunde kann sich niemand dem ständigen Leistungsdruck entziehen, denn er ist überall: Er beginnt bereits im Kindergarten und geht in der Schule weiter, er ist daheim im Haushalt, im Beruf, in der Partnerschaft, bei der Kindererziehung und sogar in der Freizeit aufzufinden.

Die Schattenseiten der Leistungsgesellschaft

Wer nicht arbeitet, soll auch nicht essen

Arbeit, wie wir sie heute verstehen, ist unweigerlich an Leistung geknüpft. „Schneller, höher, weiter" lautet das Motto der kapitalistischen Marktwirtschaft. Es suggeriert, dass du nur mit mehr Arbeitsleistung in Qualität und Quantität als wertvoller Mensch zählst, ein wichtiger Teil der Gesellschaft bist, der es verdient, Anerkennung, Grundversorgung und echte menschliche Beziehungen zu erhalten.

Beschleunigung, hohe Qualität und Selbstoptimierung sind der Kern einer Leistungsgesellschaft. Auch Digitalisierung und Globalisierung bringen eine ganze Reihe von Nachteilen in der modernen Gesellschaft mit sich. Der einzelne Mensch muss sie immer wieder kompensieren, wenn er langfristig gesund bleiben möchte.

Wer zahlt, schafft an

In einer Welt, die vor allem kapitalistischen Marktgesetzen folgt, bleibt für sozial schwache Menschen wenig übrig. Deutschland ist, gem. Artikel 20 Abs. 1 Grundgesetz, ein Sozialstaat. Jedoch bleibt das Augenmerk von Unternehmen und Regierung auf der Gewinnmaximierung und weniger auf der Integration aller Bürger in den gesellschaftlichen Wohlstand. Auch verlieren Politik und Wissenschaft immer mehr an gesellschaftlichem Einfluss. Es ist eben die Wirtschaft, die Arbeitsplätze schafft, Wachstum und Geld bringt. „Wer zahlt schafft an", lautet ein gängiger Spruch. Er besagt, dass vor allem Geld die Welt regiert. Derjenige hat tatsächlich die Macht und das Sagen, der auch die notwendigen finanziellen Mittel hat. Für Umwelt und Mensch hat eine ständig expandierende Weltwirtschaft verheerende Folgen. Die Monopolisierung und eine kontinuierliche Erhöhung an Produktivität und Gewinn geht auf Kosten von Mensch und Umwelt – einhergehend mit immer weniger benötigter menschlicher Arbeitskraft. Arbeitslosigkeit, Klimaerwärmung, Ausbeutung der natürlichen Ressourcen, Arten- und Waldsterben sind die Folgen. Nicht zu vergessen: Auch der Mensch selbst ist in dem kapitalistischen Spiel nur ein Produktionsfaktor. Er wird vermehrt durch Maschinen und digitale Intelligenz ersetzt. Es scheint, als würde sich die Welt immer schneller drehen, wobei Natur, Mensch und Tier immer mehr herausfallen.

Wirtschaftliche Unternehmen stehen stets in hartem Wettbewerb mit ihren Konkurrenten. Sie stehen unter enormem Druck, einen günstigen Preis, eine hohe Produktqualität, einen exzellenten Service und eine Dienstleistung mit hohem Mehrwert anzubieten. Ein Unternehmen muss heute professionell aufgestellt sein, wenn es am Markt bestehen möchte. Eine klare Positionierung, eine gut strukturierte Aufbau- und Ablauforganisation sowie ein gutes Marketing und engagierte und anwesende Mitarbeiter sind wesentliche Erfolgskriterien.

Der perfekt funktionierende Mensch

Für die Mitarbeiter in einem Betrieb bedeutet Arbeit heute, ständig unter Zeitdruck zu stehen, effektiv, fehlerfrei und schnell zu arbeiten und dabei Augen und Ohren überall gleichzeitig zu haben. Der Arbeitnehmer ist hierbei vor allem in seiner Zeit und Arbeit fremdbestimmt. Er benötigt hohes Fachwissen, jedoch auch immer mehr Personalkompetenz, Sozialkompetenz und vor allem auch emotionale Kompetenzen. Die Anforderungen werden hierbei immer höher. Zeit für eine Pause oder ein kleines Schwätzchen mit der Kollegin sind nur selten möglich. Die meisten Arbeitnehmer sind am Ende eines Tages erschöpft, ausgepowert und einfach nur froh, die Firma verlassen zu können. Geht dir das auch so?

Unser Grundgesetz besagt, dass jeder Mensch deshalb wertvoll ist, weil er ein Mensch ist. Der Mensch hat eine Würde. Diese ist laut Art. 1 Grundgesetz unantastbar. Doch stimmt das? Nein, wenn wir ehrlich und offen sind, stimmt das ganz sicher nicht. Du und ich denken in Schubladen. Wir bewerten jeden Menschen nach unseren Werten, die tief in uns verwurzelt sind. Meist haben wir sie in unserer Kindheit eingesogen. Ein Mensch, der nicht erwerbsfähig ist oder nicht arbeiten möchte, der ist nicht ganz in Ordnung! Derjenige ist nicht das perfekte Mitglied einer Gesellschaft, wie er es sein sollte: gesund, jung, erwerbstätig und leistungsbereit und dazu noch hoch motiviert, engagiert sowie maximal produktiv. Das ist die Idealvorstellung eines Menschen bei uns, das perfekte Menschenbild. Dass der Mensch dabei gesund ist und bleibt, sollte wie von Geisterhand immer so sein. Oder besser doch nicht? Die Wirtschaft hat die Faktoren Mensch und Gesundheit längst erkannt und zu einem eigenen Marktsegment gemacht. Wenn der Mensch krank ist, nicht ganz funktioniert, dann soll die Wirtschaft wenigstens an ihm Geld verdienen können. Auch du bist ein wichtiger Konsument für die Gesundheitsbranche!

In einer Leistungsgesellschaft finden wir in der Regel auch Menschen attraktiv und interessant, die eine gewisse soziale Stellung in der Gesellschaft haben, gesund, gutaussehend und leistungsfähig sind, ein gewisses Ansehen und Erfolg haben, verbunden mit Wohlstand. Oder würdest du gerne eine alte Frau, krank und einsam, kennenlernen, die dir kaum etwas bieten kann? Wir möchten in unserem Umfeld attraktive Austauschpartner haben, von denen wir auch etwas bekommen und unsere soziale Stellung halten und verbessern können. Was hast du für Menschen um dich? Was hast du für Freunde?

Nicht spielen und toben, sondern lernen!
Die Arbeits- und Leistungsgesellschaft stürzt sich, wie kann es anders sein, vor allem auf die Kinder. Schon die Kinder im Kindergarten sollen gebildet werden und möglichst viel lernen. Ihre Entwicklung sollte bestmöglich gefördert werden und ihre Kompetenzen erweitert. So sieht das der Bayerische Bildungs- und Erziehungsplan jedenfalls für die Kindergärten vor. Einfach nur spielen ohne Sinn und Zweck? Fast nicht möglich! Jede Intervention sollte ein Ziel verfolgen, die Schlüsselkompetenzen, die später im Beruf gebraucht werden, fördern. Aus meiner Sicht werden Kinder bereits im Kindergarten reduziert wahrgenommen. Was kann das Kind schon? Was muss es noch lernen? Kinder werden selten von ihrem Umfeld als eigene Persönlichkeit mit ihren Eigenheiten und Talenten wahrgenommen, sondern entweder mit einer Lern- oder einer Defizitbrille betrachtet. Einfach nur sein, spielen oder mit Freunden im Garten herumtollen, einfach nur so? Fehlanzeige! Kinder sollen die bestmögliche Förderung und Erziehung erhalten, aber bezieht sich das nur auf das Lernen? Wo bleibt die Menschenwürde, die individuelle Bildung der Persönlichkeit des Kindes? Brauchen wir keine Persönlichkeiten in unserer Gesellschaft? Bist du eine Persönlichkeit und kannst dein Leben so leben, wie du es möchtest?

Die alte Qualität von Arbeit und Leben

Arbeit ist kein Vergnügen
Ich denke, den Spruch „Erst kommt die Arbeit, dann das Vergnügen“, haben wir fast alle in unserer Kindheit gehört. Auch wenn es immer schon Menschen gab, die

gerne arbeiten, so war und ist die grundsätzliche Ansicht zur Arbeit doch die, dass Arbeit Mühsal ist, also etwas Unerfreuliches! Wir gehen in die Arbeit, um unseren Lebensunterhalt zu bestreiten, möglichst immer mehr Geld zu verdienen und so erfolgreich und glücklich zu werden.

Hinter dem Verständnis von Arbeit, die in der Regel keinen Spaß macht, steckt ein mechanisches Verständnis von Arbeitsleistung. Hier wird der Mensch mit einer Maschine verglichen und sollte immer einen gleichförmigen maximalen Arbeitsertrag liefern – und zwar auf Abruf und zu jeder Zeit. Die Arbeitskraft des Menschen wird hier isoliert betrachtet. Unabhängig von allen anderen Faktoren, die einen Menschen ausmachen wie Gesundheit, Familie, eigenen Bedürfnissen und vielem mehr. Es scheint in dem Denkmodell selbstverständlich zu sein, dass der Mensch immer leistungsfähig und leistungsbereit ist und nur selten Wartung braucht.

Der Mitarbeiter als Produktionsfaktor

Die Idealvorstellung eines Mitarbeiters im Unternehmen ist demzufolge auch heute noch, dass der Mensch, der den ganzen Tag Top-Leistungen erbringt, stets verlässlich vor Ort ist. Er wird nie krank und meldet weder individuelle Bedürfnisse noch Wünsche im Unternehmen an. Für individuelle Befindlichkeiten, soziale Bedürfnisse, persönliche Gefühle und eigene Ideen ist im Unternehmen kein Platz. Die maximale qualitative und quantitative vorgegebene Arbeitsleistung steht als Leitziel primär im Vordergrund. Anders ausgedrückt: Das Unternehmen investiert in den Produktionsfaktor Arbeit und erwartet einen gewissen „Output" – genau wie bei einer Maschine. Funktioniert „die Maschine" dann nicht mehr, so wird geschaut, wie sie repariert oder möglichst schnell entsorgt und ersetzt werden kann.

Stehst du permanent unter Druck?

Viele psychische Belastungen und Leistungsdruck?
Du hast das Gefühl in deinem Leben permanent unter Druck zu stehen? Du bist angespannt, ständig in Hetze und Eile? Versuchst, alles ganz schnell abzuwickeln? Möchtest in kürzester Zeit alles, was du tust, perfekt machen? Schnell arbeiten, schnell die Kinder versorgen? Gesund und frisch kochen, den Haushalt machen? Einkaufen, Essen und ganz schnell schlafen? Geht das überhaupt: ganz schnell schlafen, sich schnell erholen?
Hast du außerdem den Eindruck, ganz viele Menschen ziehen an dir? Du fühlst dich von den vielen Anforderungen, Erwartungen und Aufgaben wie von außen gesteuert? Gestern hat dich deine Schwester gefragt, ob du am Nachmittag ihre Kleine für zwei Stunden nehmen könntest: Wie könntest du da „Nein" sagen, da du deine kleine Nichte über alles liebst? Natürlich kochst du dann auch ihr Lieblingsessen. Brokkoli mit Nudeln, dafür musst du aber später noch extra einkaufen gehen.

In deinem Kopf gibt es eine Liste, die schier endlos erscheint. „Ich muss unbedingt, ich sollte wieder mal ...!", schwirrt in deinem Kopf herum. „Ach, die Fenster sollte ich auch wieder einmal putzen. Oder doch noch etwas warten?" Du weißt nicht, womit du zuerst anfangen sollst. Alles erscheint gleich wichtig. Möchtest du doch deiner Familie ein wunderschönes, warmes Zuhause bieten, in dem alles perfekt sein soll. Vielleicht springst du von einer Aufgabe zur nächsten, schiebst schnell noch etwas dazwischen, putzt neben dem Kochen den Spiegel im Flur. Du würdest gerne noch viel mehr erledigen. Mal wieder die Oma im Seniorenheim besuchen oder für die Arbeitskollegen einen Kuchen backen? Aber dir fehlt einfach die Zeit! Manchmal fühlst du dich auch als Opfer der Umstände. Müssen eigentlich alle alles immer bei dir abladen? Kann das Kind seinen Fleck aus der Hose nicht selbst herauswaschen? Wieso habe ich da eigentlich „Ja" gesagt, als er mich fragte, ob ich dies für ihn machen könnte? Du weißt es nicht? Wir wollen doch nett und freundlich sein, oder? Eine gute Mutter, ein guter Vater, eine tolle Partnerin oder Partner, eine super Schwiegertochter und vieles mehr. Na klar.

Du fühlst dich irgendwie immer gehetzt, wie unter Strom und immer erschöpfter? Mittags etwas hinlegen, eine Runde spazieren gehen? Dafür fehlt leider die Zeit! Dein Körper ist wie eine Feder immer ein wenig überspannt. Wenn du einmal Ruhe hast, kannst du nicht mehr entspannen. „Ich müsste ja noch ...“, „Ich sollte ...“, schwirrt dann ständig in deinem Kopf herum. „Und die Vorhänge sind auch schon nicht mehr ganz weiß“, denkst du, während du dich gerade entspannen willst! Wenn du da an den sauberen Haushalt deiner Nachbarin denkst?! „Dagegen bin ich ein Schmuddel“, denkst du verzweifelt.

Alles nicht so schlimm, oder doch?
Aber das ist alles nicht so schlimm und außerdem haben alle Leute heutzutage Druck und Stress, oder? Du fühlst dich hilflos, ausgeliefert, irgendwie auch fremdbestimmt? Du schaffst das alles nicht so wie die anderen? Du bist einfach nicht so gut, kannst dich nicht gut konzentrieren, hast nicht so viel Begabung und Power? Du kannst keinen Ausweg sehen? Ärgerst dich aber immer wieder über andere Menschen? „Kann meine Schwester nicht sehen, dass ich auch mal Erholung brauche?“ Du bist gereizt, flippst bei Kleinigkeiten zuhause aus, manchmal zitterst du ganz stark, bist total verspannt, hast Rücken- oder auch Kopfschmerzen. Oder ist das doch nur das Wetter? Das ist alles ganz normal, oder?
Wie ernst nimmst du dich mit deinen Gefühlen? Schiebst du sie schnell weg? Oder magst du genauer hinsehen? Oder ist eben alles doch nicht so schlimm und ganz „normal“?

Folgen von dauerhaftem Leistungsdruck

Körper und Seele im Angst- und Alarmzustand

Wenn dir die ständigen Erwartungen und Anforderungen an dich zu viel werden und du weiter der Ansicht bist, dass du diese perfekt erfüllen solltest, dann bedenke, dass dies nicht ohne Folgen für dich und deine Gesundheit bleibt. Dein Körper und deine Seele geraten durch den Druck von außen (oder den du dir selbst machst) in einen Angst- und Alarmzustand und reagieren mit Symptomen der Überforderung, mit Stressreaktionen. Körper und Seele schalten auf Angriff, Rückzug oder Erstarrung. Kennst du das? Wenn du wie gelähmt bist vor einer Prüfung, obwohl du eigentlich unentwegt lernen müsstest? Wenn du bei einer Kleinigkeit gleich ausflippst und selbst nicht weißt, wie dir geschieht? Oder du ziehst dich zurück und hast das Gefühl, dass du nur noch schlafen, dich ganz verkriechen möchtest? Dies alles sind Stressreaktionen. Aber auch körperliche Beschwerden können eine Reaktion auf zu viel Stress sein: Bluthochdruck, Hautausschlag oder Haarausfall. Körperliche und seelische Symptome. Die Antwort auf zu viel Druck in deinem Leben, den du zugelassen hast.

Stress hat viele Gesichter

Schlafstörungen, Herz-Kreislauf-Beschwerden, Atembeschwerden, Bluthochdruck, Herzrasen, Magen- und Darmbeschwerden, Rückenschmerzen, Allergien, Hautirritationen, Nervosität, ständige Unruhe, Konzentrationsbeschwerden, Erschöpfung, Appetitlosigkeit, Heißhunger, Kopfschmerzen, ein nervöser Magen, Durchfall, Verstopfung, ständige Müdigkeit, sexuelle Störungen, kein Antrieb, ständig kalte Hände und Füße – um nur einige Stress- Symptome zu nennen. Denn: Stress hat viele Gesichter!

Hinzu kommen nicht selten negative Gefühle wie Schuld- und Schamgefühle, innere Unruhe, Traurigkeit, Lustlosigkeit, irrationale Ängste, nicht mehr abschalten können, die oft neue destruktive Verhaltensweisen mit sich bringen: Vermeidung von schwierigen Situationen, Rückzug in die eigenen vier Wände, aggressives Verhalten, Beziehungsprobleme, Dinge immer wieder aufschieben, Hyperaktivität und Substanz-Missbrauch (Alkohol, Drogen), um die negativen Gefühle nicht ertragen zu müssen.

Sich selbst ernst nehmen

Stresssymptome, negative Gedanken und Gefühle verbunden mit Verhaltensänderungen sollten unbedingt ernst genommen werden, da sie sich in einer dauerhaften psychosomatischen oder körperlichen Erkrankung manifestieren können. Hier tust du gut daran, die Symptome genauestens anzusehen und zu hören, welche Botschaft sie an dich haben. Denn: Du zerstörst mit diesem Leben, geprägt von dauerhaftem Druck und Stress, nicht nur deine Gesundheit und dein Leben, sondern auch das schöne Leben deines Kindes, deiner Familie. Dauerhafter Stress kann Ursache für viele körperliche und psychische Krankheiten sein, die chronifiziert nur noch schwer heilbar sind. Dies würde bedeuten, dass du nicht mehr voll berufstätig sein kannst, du große finanzielle Einbußen hast und vielleicht auch dein Partner sich nach einer fitteren Frau umsehen wird. Ja, und deine Kinder kannst du dann nicht mehr optimal versorgen, für sie da sein und sie gut großziehen. Willst du das?

Laut einer Stressstudie der Techniker Krankenkasse 2016 „Entspann dich, Deutschland“ verzeichnen die Krankenkassen seit 15 Jahren eine deutliche Zunahme stressbedingter Krankschreibungen. Von im Durchschnitt 15 Fehltagen pro Person im Jahr entfallen knapp 3 Tage auf psychische Beschwerden wie Depression, Angst- und Belastungsstörungen (vgl. TK 2016).

2019 gingen laut AOK-Studie bereits 11,9 Prozent aller Fehlzeiten auf psychische Erkrankungen zurück. „Die psychischen Erkrankungen sind damit in diesem Jahr zum ersten Mal an die zweite Stelle gerutscht, noch vor Atemwegserkrankungen", so die AOK-Studie. Die AOK weist auf die „besondere Bedeutung" der psychischen Krankheiten hin: Seit 2008 nahmen die Krankheitstage wegen psychischer Erkrankungen um zwei Drittel zu. 2019 wurden erneut mehr Krankheitsfälle aufgrund psychischer Erkrankungen (5,4 Prozent) als aufgrund von Herz- und Kreislauf-Erkrankungen (3,7 Prozent) registriert (vgl. AOK-Studie 2019).

Wie viel Stress hast du? Der Häuptlingstest

Eine Bestandsaufnahme

Die Folgen von zu viel Stress haben, wie bereits erwähnt, viele Gesichter. Nur eines ist gewiss: Zu viel Stress macht dich auf Dauer krank, sehr krank! Sind Erkrankungen wie Burnout, Depression oder Schmerzen erst einmal chronifiziert, so reicht es auch nicht mehr aus, einen langen Urlaub zu machen oder konsequent immer wieder abzuschalten, da die Ursachen deines Stress- und Anspannungs-Levels in der Regel viel tiefer liegen. Du und dein Körper sind in dauerhafter Alarmbereitschaft. Diese Anspannung kann von ungelösten Konflikten in deinem Leben kommen oder auch, dass du vielleicht ein Leben führst, das gar nicht *dein* eigenes Leben ist: Auch das versetzt deinen Körper in einen extremen Spannungs- und Stresszustand, nicht nur viel zu viel Arbeit und zu wenig Ausgleich.

Jetzt geht's los!

Mache den Häuptlingstest und schaue, wie gestresst du im Alltag, in der Arbeit bist. Beantworte die Fragen bitte ganz spontan und überlege nicht lange. Ich habe 20 Fragen für dich zusammengestellt. Überlege, ob die Fragen auf dich zutreffen oder nicht und vergebe für jede Frage zwischen 1 und 9 Punkte! Bei 1 stimmst du überhaupt nicht zu, bei 9 voll und ganz. Bei 9 bist du voll und ganz unter Druck, bei 1 der kräftige Häuptling, voller Gelassenheit, Stolz und Würde. Also los: Nur wenn du weißt, wo du derzeit stehst, kannst du wissen, was du brauchst. Nur so kannst du herausfinden, ob der Häuptlingspfad der Gelassenheit überhaupt etwas für dich ist.

Beachte: Die Summe der Punktevergabe (Frage 1-20) zeigt deinen Stresslevel an! Der maximale Stresslevel ist 180, es gibt also insgesamt 180 Punkte.

Bitte beantworte die Fragen spontan und ehrlich! Mache dir nichts daraus, wenn du aktuell noch kein Häuptling bist. Genau dafür ist das Buch, der Häuptlingspfad, da! Denke dir bitte nicht: „Es geht aktuell ganz vielen Menschen so, nicht zuletzt aufgrund der aktuellen wirtschaftlichen und politischen Situation." Also los: Bist du auf 180 oder schon ein Häuptling?

Der Häuptlings-Stress-Test – Punkte 1-9:

1. Ich habe wenig Möglichkeiten, mich zu erholen. Ich brauche Erholung.

2. Ich spüre bereits körperliche Anzeichen wie Verspannung, Kopfschmerzen, Müdigkeit, Rückenschmerzen usw.

3. Ich kann schlecht einschlafen.

4. Derzeit kann ich mich nicht wirklich über etwas freuen und lache selten.

5. Wenn etwas nicht klappt, ärgere ich mich schnell und bin mit mir unzufrieden.

6. Ich grüble oft über alles Mögliche.

7. Manchmal fehlt mir der Antrieb und mir fallen die einfachsten Dinge sehr schwer.

8. Ich habe keine Freude an meiner Arbeit.

9. Ich vernachlässige meine Freunde, Familie.

10. Ich nehme Probleme des Tages oft mit ins Bett.

11. Ich bin häufig krank, habe mal dies, mal das.

12. Ich habe wenig Bewegung, müsste mehr Sport machen oder spazieren gehen.

13. Ich fühle mich häufig müde, habe das Gefühl, keine Energie zu haben.

14. Oft wache ich nachts auf, schlafe nur noch selten durch.

15. Zur Entspannung nutze ich manchmal Alkohol, Zigaretten oder Medikamente.

16. Ich sehe keine Möglichkeit, dem vielen Druck und der Arbeit zu entkommen.

17. Ich habe manchmal Angst, nicht (gut) genug zu sein.

18. Ich kann am Abend, am Wochenende schwer abschalten.

19. Ich kann oft kein Ende der Arbeit sehen, will alles super gut und perfekt machen.

20. Ich vernachlässige mein Sexleben, das ist mir oft einfach zu anstrengend.

Ganz wunderbar hast du das gemacht!

So viele Fragen ehrlich und schnell beantwortet. Es ist nicht einfach, ehrlich zu sich selbst zu sein und Farbe zu bekennen. Addiere nun die Punktzahl zusammen.
Hier dein Ergebnis:

1-36 Punkte:
Du hast ein gutes Gleichgewicht zwischen An- und Entspannung gefunden und scheinst mit dir selbst im Kontakt zu stehen und im Reinen zu sein. Du pflegst deine sozialen Kontakte, ernährst dich gesund, achtest auf Bewegung und gehst Konflikte in deinem Leben offensiv an. Bravo! Du bist ein großer und echter Häuptling!

37-72 Punkte:
Du hast vermutlich ein paar stressbedingte Probleme wie gelegentliche Kopfschmerzen, zu wenig Bewegung usw., kannst aber die Balance zwischen An- und Entspannung in deinem Leben grundsätzlich gut halten. Du hast schon gut gelernt, auch mal „Nein" zu sagen, wenn dir etwas zu viel wird, bist oft aber noch zu gutmütig. Achte bitte konsequenter auf dich und gehe deinen eigenen Lebensweg als Häuptling und verabschiede dich ganz von den Gedanken, allen gefallen zu müssen. Nur das macht dich stark und glücklich. Du bist in jedem Falle ein großer Häuptling und hast gelernt, Verantwortung für dich selbst zu übernehmen.

73-108 Punkte:
Dich haben der tägliche Druck und der Stress gut im Griff. Du strauchelst, um deinen Alltag zu bewältigen und weißt manchmal nicht, wie du all die Erwartungen und Anforderungen an dich erfüllen sollst. Auch hast du hohe Ansprüche an dich selbst, alles gut, schnell und möglichst perfekt zu machen. Mache dir Gedanken über deine Stresssymptome und deine Gefühle. Was wollen sie dir sa-

gen? Was brauchst du in deinem Leben? Gibt es Konflikte? Vernachlässigst du deine Freunde? Lebst du das Leben, das du leben möchtest? Bist du, wer du bist? Suche gerne das Gespräch mit anderen Menschen, Freunden, um dir selbst auf die Spur zu kommen. Kannst du „Nein“ sagen? Du bist auf dem Weg, ein großer Häuptling zu werden. Gehe den Häuptlingspfad.

109-144 Punkte:
Bei dir ist Handlungsbedarf gegeben. Dein Stresslevel hat eine hohe Stufe erreicht. Wenn du so weitermachst, dann kannst du sehr krank werden. Was bedrückt dich? Wofür brauchst du eine Lösung? Warum bist du so erschöpft? Nur die viele Arbeit, Verpflichtungen und Zeitdruck allein können nicht dein Problem sein. Bei dir liegt die Ursache tiefer! Magst du dein Leben? Lebst du dein Leben? Wovon träumst du? Gönne dir am besten gleich einen großen Urlaub und spreche mit deinem Hausarzt. Es gibt tolle Beratungsangebote, Coaches, Gesprächstherapien, die dir sehr weiterhelfen könnten. Gönne dir das und zögere nicht, den Häuptlingspfad der Gelassenheit zu beschreiten.

145-180 Punkte:
Du bist mit deinem Stresslevel (fast) auf 180, d. h. dein innerer Anspannungs- und Stresslevel sind extrem hoch. Du bist nur noch dabei, in deinem Alltag zu funktionieren, die Dinge abzuarbeiten, die anstehen und gemacht werden müssen. Du bist in Gefahr, dich vor lauter „Ackern und Rödeln“ selbst zu verlieren! Merkst du das? Halte unbedingt inne, hole dir professionelle Unterstützung, gönne dir einen stationären Aufenthalt (Kur, Reha-Maßnahme, Klinkaufenthalt), um deine körperlichen und seelischen Symptome gezielt anzugehen und zu schauen, was du brauchst. Du solltest dein Leben grundlegend ändern und auf die Botschaft deines Körpers, deiner Seele hören,

wenn du wieder Gesundheit, Lebensqualität und Lebensfreude haben möchtest. Fange sofort damit an! Du brauchst Hilfe von außen und die darfst du dir holen! Beginne unbedingt, den Häuptlingspfad zu beschreiten. Du wirst sehen, es lohnt sich und bringt dir Lebenskraft, Freude und Gelassenheit zurück.

SCAN ME Gerade wenig Zeit? Dann lade dir jetzt die SOS-SCHNELL-TIPPS für mehr Gelassenheit, deine maximale Kraft und gesundheitliche Stabilität herunter! Für Führungskräfte, Arbeitnehmer und alle Menschen wie du und ich. **PLUS Gratis 5 BILDER** aus der eigenen Feder von Margit List aus DIESEM Buch (inkl. Häuptlingin-Bild) kostenlos im DIN A4-Format zum Ausdrucken!

Route 2: Die neue Qualität von Arbeit und Leben

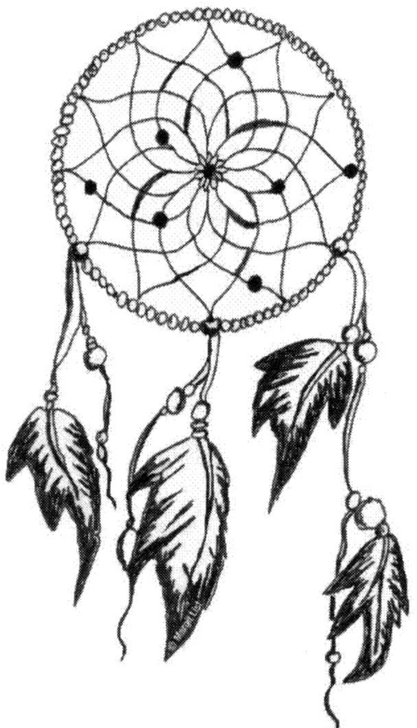

Arbeit darf Spaß machen!

Ein neues Verständnis von Arbeit, ja Leben, hat nicht zuletzt durch die neuen digitalen Technologien Einzug gehalten. Gerade die jüngere Generation hat sich längst von der Denkweise „Schaffe, schaffe, Häusle bauen" verabschiedet und setzt Lebenslust, Individualität und vor allem auch Lebensqualität an erste Stelle. Geld und Leistung stehen nicht mehr im Zentrum der Aufmerksamkeit, sondern das eigene Wohlbefinden, schöne Erlebnisse, wertvolle Beziehungen und eine Arbeit, die Spaß macht. Computer und Internet sind vor ungefähr 20 Jahren in unsere Lebenswelt gekommen und bringen mit sich, dass wir weltweit immer und überall miteinander vernetzt sind. Arbeitsort und Arbeitszeit können zunehmend frei gewählt werden. Diese neue Freiheit ist mit einer neuen Art von psychischer Belastung und Druck verbunden, da du ständig und immer mit der Welt verbunden zu sein scheinst. Das bringt das Bedürfnis nach Abgrenzung, Langsamkeit, Achtsamkeit, individuellem Wohlbefinden und echter Gemeinschaft mit sich. Gleichzeitig besteht aber auch die Sorge, irgendetwas in der Welt zu verpassen und seinen alltäglichen Anforderungen nachkommen zu müssen. Durch die Digitalisierung, eine Welt, die sich zunehmend schneller zu drehen scheint, sind wir immer mehr gefordert, unseren Tag, ja unser Leben, selbst zu strukturieren und zu gestalten. Wir benötigen dadurch noch mehr Kompetenzen und Selbstverantwortung, Selbstbestimmung und Disziplin, wenn wir unsere Arbeitskraft bis zur Rente und darüber hinaus erhalten wollen. Auch die Möglichkeit, im Homeoffice zu arbeiten, ist eine nie gekannte Freiheit, die ganz neue emotionale und soziale Kompetenzen bei den Menschen erfordert, um mit den psychischen Belastungen der neuen Zeit umgehen zu können.

Freiheit braucht Kompetenz und Verantwortung

Mit dieser neuen Freiheit umgehen zu können und sich nicht von den neuen Technologien beherrschen zu lassen, erfordert hohe Kompetenzen und die Übernahme von großer Verantwortung für sich selbst und seine Arbeit. Wir müssen, um gesund zu bleiben, jeden Tag unseren Arbeitsalltag, unsere Freizeit und unsere Beziehungen aktiv neu gestalten, planen und strukturieren und uns gezielt holen, was wir brauchen. Der Austausch und die Geselligkeit beispielsweise mit den Arbeitskollegen ist nun nicht mehr selbstverständlich, ebenso wenig die Vorgabe eines Arbeitsalltages mit getakteten Arbeits- und Pausenzeiten. Weiter ergeben sich durch die zunehmende Digitalisierung und Arbeit im Homeoffice immer weniger „zufällige" soziale Situationen und Gelegenheiten im Alltag für Verabredungen mit Bekannten und Freunden. Auch die bisherige soziale Gemeinschaft am Arbeitsplatz, verbunden mit vielen spannenden Erlebnissen und menschlichen Begegnungen, fällt weg und das Grundbedürfnis des Menschen nach Gemeinschaft, neuen Erfahrungen und menschlichen Begegnungen muss aktiv in der Freizeit in das eigene Leben geholt werden. Verstehst du, was ich meine? Der Mensch braucht dringend Gemeinschaft, reale Begegnungen mit Menschen, Austausch, Zugehörigkeit und echte Erlebnisse, um gesund zu bleiben. Und diese Bedürfnisse muss er sich in Zukunft aktiv in seiner Freizeit erfüllen. Denn: Ein Leben vor dem Laptop und primär im eigenen Haus wird auf Dauer niemanden wirklich zufrieden stellen und glücklich machen.

Zusammenfassend lässt sich sagen, dass das mechanische Verständnis von Arbeit und Müh, um möglichst viel Arbeitsleistung zu erbringen und möglichst viel Geld zu verdienen, abgelöst wird von einem lustvollen Verständnis von Arbeit. Diese Arbeit soll vor allem Freiheit, Lebensqualität, Freude, echte Gemeinschaft und individuellen Wohlstand mit sich bringen. Arbeit soll leicht sein und Spaß machen – was jedoch durch die zunehmende Digitalisierung ganz neue Kompetenzen erfordert und große Verantwortung für den Menschen mit sich bringt. Der Mensch benötigt zunehmend hohe emotionale und soziale Kompetenzen und muss mehr Verantwortung für sich, sein Leben und seine Arbeit übernehmen. Dies gilt für alle Menschen. Egal, welchen Job sie ausüben oder welcher sozialen Schicht sie angehören. Verantwortung für sich und seine Arbeit übernehmen und sich selbst coachen, bestimmen und aktiv handeln. Der Mensch muss sich vor allem spüren. Seine Gefühle, seine innere Stimme hören, so dass er weiß, was er braucht. Er muss sowohl persönlich als auch in der Arbeit genau wissen, was er braucht und sich dies aktiv holen. Wenn er auf Versorgung seiner Bedürfnisse, zum Beispiel durch die Partnerin, den Arbeitskollegen oder die Führungskraft, wartet, so kann er im wahrsten Sinne des Wortes lange darauf warten!

Mit großen Freiheiten umgehen zu können und dabei Verantwortung für sich selbst und andere (Arbeit, Familie) zu übernehmen, das ist eine hohe Kunst, die gelernt sein will. Eines ist jedoch gewiss: Verantwortung übernehmen bedeutet vor allem auch, Entscheidungen zu treffen, ins Handeln zu kommen und sich aktiv zu holen, was man braucht. Warten, die Dinge aussitzen und nur zu hoffen, dass alles schon gut werden wird, ist zu wenig. Auch hilft die Suche nach einem Schuldigen für die eigenen unerfüllten Bedürfnisse oder das eigene Unglück nur selten weiter.

Der Unterschied zwischen Stress und Druck

Druck ist ein natürliches Phänomen, das wir zum Leben brauchen

Physikalisch gesehen gibt der Druck an, mit welcher Kraft ein Körper auf eine Fläche wirkt (vgl. Michael Odenwald 2018). Je größer die Kraft ist, die auf die Fläche wirkt, desto größer der Druck. Wird die Fläche jedoch kleiner, so erhöht sich der Druck ebenfalls. Wird die Fläche größer, so verringert sich der Druck. Im physischen Alltag kommen wir nicht ohne Druck aus. Wir brauchen den Druck: bei

Autoreifen, Luftmatratzen, der Sprudelflasche, dem Luftballon und beim Händedruck. Druck ist demzufolge etwas Natürliches, das wir in unserer Lebensumwelt brauchen.

Ganz genauso verhält es sich bei der Psyche des Menschen. Der Begriff Druck kann hier mit *psychischer Belastung* oder auch mit Stressoren gleichgesetzt werden und ist zunächst wertfrei – also weder gut noch schlecht. Druck, Aufgaben oder Erwartungen (von außen oder meine eigenen) sind natürlich und gut! Ja, wir brauchen den Druck, die Anforderungen von außen und innen (von uns selbst) sogar, um zu leben, zu wachsen und ins tägliche Handeln zu kommen.

Stress ist eine Entscheidung

Es sind wir selbst, die entscheiden, ob Druck von außen oder von uns selbst ausgehend, zum Stress wird. Es sind wir selbst, die es zulassen, in die Überforderung zu kommen. Doch was ist Stress genau?

„Als Stress werden eine Reihe von unterschiedlichen psychischen und physischen Reaktionen bezeichnet, die durch akute Bedrohungen, negative Ereignisse oder besondere Belastungen (Stressoren) ausgelöst werden. Stressoren bewirken die Ausschüttung von Hormonen und Neurotransmittern zur Aktivierung und Mobilisierung, die bei chronischem Stress jedoch auch krankmachende Wirkung entfalten können." (Stress – Lexikon der Psychologie 2016)

Stress ist demzufolge eine individuelle körperliche oder seelische Reaktion des Menschen auf Druck, psychische Belastung. Die Kompetenzen der Person reichen aktuell nicht aus, um den Druck zu bewältigen. Oder aber der Druck ist so hoch, dass der Mensch bei aller emotionalen oder sozialen Kompetenz ganz konkrete Stressreaktionen und Symptome entwickelt.

Druck, gleichzusetzen mit psychischer Belastung, ist ein *natürliches psychisches Phänomen*, das jeden Tag, jede Stunde und Sekunde auf uns einwirkt. Wir brauchen Druck, Anforderungen und psychische Belastungen im Leben, damit sie uns herausfordern und unser Leben antreiben. Wird der Druck auf den Menschen jedoch zu hoch oder das Individuum ist mit dem Druck überfordert, so bewertet das der Mensch als Bedrohung und es stellen sich meist organische oder psychosomatische Symptome oder andere verhaltensbedingte Stressreaktionen ein.

Es geht um den Umgang mit Druck
Idealerweise würdest du den von außen kommenden Druck, die psychische Belastung, als natürlich und gut für dich bewerten. Druck ist ein natürlicher Zustand, mit dem es gilt, *umzugehen*. Du kannst Druck aber nicht loswerden! Wenn du dich dem Leben stellst und nicht auf eine einsame Insel auswandern möchtest, wirst du im Alltag immer wieder mit Anforderungen und Erwartungen deiner Umwelt oder von dir selbst zu tun haben. Diese gilt es, kompetent zu beantworten. Es geht also um den natürlichen Umgang mit Druck im Leben und nicht darum, keinen mehr zu haben.

Ein guter Weg ist, wenn du Druck und Belastungen für dich als etwas Natürliches *annimmst* und dich entscheidest, zum Anführer deines eigenen Lebens zu werden.
Du gehst in deine Selbstverantwortung und Selbstbestimmung und

a) stellst dich mit all deinem Mut den auf dich zukommenden Herausforderungen durch gezieltes Handeln

oder

b) du grenzt dich mit all deinem Mut und Selbstbewusstsein ab und sagst „Nein", um nicht in die Überforderung zu kommen.

Du stehst also bei jeder Drucksituation (von außen kommend oder von dir selbst ausgehend) stets vor einer großen ENTSCHEIDUNG!

Entscheidest du dich nicht aktiv und kommst allen Erwartungen/Anforderungen im Leben nach, so läufst du Gefahr, in eine Überforderungssituation zu kommen.
Vielleicht hilft dir auch das folgende Bild, um den Sachverhalt noch besser zu erfassen. Natürlich hast du immer auch die Möglichkeit, dich differenziert zu entscheiden, was jedoch nicht in dem folgenden Abbild erfasst ist.

DRUCK
= natürlich und nützlich

↓

ANNAHME

↓

Aktive ENTSCHEIDUNG
Was mache ich mit dem Druck?

↓	↓
JA, möchte ich!	NEIN, möchte ich nicht!
↓	↓
TUN, Handeln	Abgrenzung, NEIN sagen

Ohne Mut geht es nicht

Zu einer Entscheidung braucht es Mut und Selbstbewusstsein. Entscheidest du dich nicht bewusst und neigst dazu, an dich selbst sehr hohe Erwartungen zu haben, so sagst du in der Regel „Ja" zu allen Erwartungen – den Erwartungen von außen und deinen eigenen inneren Ansprüchen. Frauen neigen meiner Meinung nach dazu, ihre eigene innere Messlatte sehr hoch zu hängen. In den Medien wird überall die perfekte Frau gezeigt. Sie ist schön, die perfekte Mutter und Partnerin und erfolgreich im Beruf. Es soll doch alles perfekt sein. Zuhause, im Beruf und im privaten Umfeld, oder? Die ersten kleinen Stresssymptome lassen meist nicht lange auf sich warten: Einschlafschwierigkeiten, Kreuzschmerzen, Kopfweh oder auch Rückzug von Freunden und die Reduzierung von Freizeitativitäten. Es ist schließlich so viel zu tun und die Arbeit muss gemacht werden. Wirklich?

Mit Gelassenheit ins neue Paradigma-Zeitalter

Das Geheimnis der Kraft

Einfach gelassen bleiben, auch wenn ein Sturm droht, deine gesamte Existenz niederzureißen, dein Ansehen, Image und deine Beliebtheit auf dem Spiel stehen? „Wenn das nur so einfach wäre!", sagst du sicherlich.

Ja, da hast du recht. Einfach ist Gelassenheit nicht! Aus diesem Grund habe ich für dich den Häuptlingspfad entwickelt. Ein wunderbarer geheimnisvoller und auch magischer Pfad zu dir selbst, der Quelle deiner Kraft. Er wird dir zudem viele Überraschungen, Erkenntnisse und Freude bereiten. Der Häuptlingspfad ist ein Pfad der tiefen Erkenntnis, bei dem du vor allem dich selbst besser kennenlernst und herausfindest, wer du wirklich bist. Mit dem Häuptlingspfad beginnt deine Reise zu dir selbst, zu der Quelle deiner Kraft, die tief in deinem Inneren lodert -

wie das Magma im Inneren der Erde, dein inneres Feuer, deine Kraft, die nur du entfalten kannst. Wenn du die Melodie deines eigenen Lebens spielst und nicht für andere Menschen zu deren Melodie lebst. Du wirst echtes Feuer aus der Tiefe deines Inneren und bist in deiner natürlichen Kraft, eine Kraft, die nie versiegen wird. Wie hört sich das an? Wunderschön? Ja, das ist es!

Echte Gelassenheit geht nur ganzheitlich

Es gibt auf dem Markt unzählige Ratgeber, Methoden und Techniken, die dir über einfache Übungen zeigen wollen, wie es geht, „gelassen" zu bleiben, dein Leben stressfrei zu machen. Doch all diese Entspannungsmethoden, Managementtechniken, Übungen und Tipps greifen meiner Ansicht nach meist nur an der Oberfläche, um deinen aktuellen Spannungs- und Erregungslevel abzusenken. Die Wurzel der Anspannung, Müdigkeit und Rastlosigkeit wird hierbei meist nicht gesehen und erfasst. Es ist und bleibt eine Intervention, die dir einiges bringt. Aber nicht an der Ursache angreift: deiner Persönlichkeit, deiner einzigartigen Identität, deinem Mut und deiner Einmaligkeit. Ja, du hast richtig gelesen. Wenn du nicht die Persönlichkeit lebst, die du tatsächlich bist, deine eigene Identität verleugnest, dann kann das zu Anspannung, Müdigkeit und Rastlosigkeit führen. Wenn du dein wahres ICH verleugnest, deine Begabungen, Talente, Wünsche und Träume, so bekommst du irgendwann keine Energie mehr und läufst sogar Gefahr, ernsthaft krank zu werden. Du hast eine Persönlichkeit in dir, die dir von der Natur mitgegeben wurde, die es gilt zu leben und immer weiter zu entfalten! Diese zu unterdrücken, zu deckeln und immer nur für andere zu funktionieren, ist keine gute Idee! Kennst du den Druck von außen angepasst und brav zu sein, zu tun, was *man* von dir verlangt?

Die funktionierende Arbeits- und Leistungsmaschine Mensch wird in der Arbeitswelt geölt, heruntergefahren, neu gewartet, aber eben nicht als ganzer Mensch gesehen. Mit all seinen Stärken und Schwächen, Bedürfnissen,

Leidenschaften, Kompetenzen und Talenten. Werden diese nicht gesehen, so läuft der Mensch Gefahr, schwach und krank zu werden. Die Arbeitskraft des Menschen mit seinem Leistungsvermögen steht im engen Zusammenhang mit seiner Gesundheit und kann nicht isoliert betrachtet werden. Der Mensch kann seine volle Leistungskraft und Motivation nur entfalten, wenn er seine Persönlichkeit leben kann. Für mehr Gelassenheit, Effektivität und Produktivität im Job und für mehr Lebensfreude im Alltag.

Kein Traum – sich auf den Arbeitstag freuen!
Wäre es nicht schön, wenn du jeden Tag wie damals als Kind aufwachen und du dich schon auf den Tag freuen würdest? Voller Sehnsucht, was er dir wieder alles bringen wird? Tolle Begegnungen, spannende Arbeitsprozesse, neue Erlebnisse und Erkenntnisse? Du hast voll und ganz das Gefühl zu leben und fragst dich, wie es sein kann, dass du in deinem Job gutes Geld verdienst, er dir aber auch noch so viel an Spaß und Lebensqualität bringt: tolle Menschen, mit denen du zusammenarbeiten darfst und täglich Neues dazulernen kannst. Täglich immer wieder neue Herausforderungen, an denen du wachsen kannst. Du hast für das Unternehmen immer wieder gute Ideen, die du gerne an deine Kollegen und an die Führung weitergibst. Jeden Tag in die Arbeit gehen macht einfach Freude und Spaß. Der Arbeitstag nimmt dir nicht nur Energie und Kraft, sondern gibt dir so viel mehr an Erfahrungen und Erlebnissen zurück. Wäre das nicht schön?
Du kannst so ein Leben, so ein Arbeitsleben haben! Genau dafür habe ich für dich den Häuptlingspfad entwickelt. Alles, was du dazu brauchst, ist Mut! Ich bin mir ganz sicher: Den hast du! Sonst hättest du dir nicht dieses Buch gekauft.

Der Häuptlingspfad zur Gelassenheit! Alles, was du zudem noch in deinem Gepäck brauchst, sind Neugier, Offenheit, Abenteuerlust und die Erkenntnis, dass Druck und psychische Belastungen zum Leben dazugehören. So wie das

Wasser zum Fluss oder das Feuer zum Holz, so gehört auch der Druck von außen in Form von Erwartungen und Aufgaben zu deinem Leben dazu. Aber auch dein eigener Druck, den du dir tagtäglich machst. Welche Erwartungen hast du an dich selbst? Wie hoch hängst du die Messlatte, wenn du etwas machst? Muss alles perfekt sein? Der Haushalt, das tägliche Essen, deine Kleidung, dein Aussehen, deine Arbeit und die Karriere? Auch das ist ganz natürlich, du hast Ansprüche an dich selbst und das ist auch gut so und natürlich. Das alles darf sein! Du sollst den Druck nicht loswerden, ihn abschütteln. Nein! Es geht darum, dass du mit dem täglichen inneren und äußeren Druck umgehst, dass du immer mehr lernst, ihn im Alltag zu erkennen und mit ihm klar zu kommen. Das bedeutet, dass du deine bewussten Entscheidungen triffst, so dass du nicht in die Überforderung kommst und krank werden kannst.

Es geht, wie gesagt, um den *Umgang* mit natürlichem inneren und äußeren Druck. Nicht um das Auswandern auf eine einsame Insel, wo du gut versorgt bist und es so gut wie keine Anforderungen an dich gibt. Wie langweilig wäre das auch? Es geht darum, dass du zum Häuptling deines Lebens wirst: Druck erkennst, Verantwortung für dich übernimmst und kompetent damit umgehst, so dass sich der Druck nicht in Stress verwandelt, der dich langfristig überfordert und dich seelisch und körperlich krank machen kann.

Du bist der Häuptling deines Lebens

Ich möchte es einfach immer wieder sagen, so dass es nicht mehr aus deinem Kopf geht: Du bist der Häuptling deines Lebens, der Anführer! Es bist du, der Verantwortung für sich und seine Gefühle und Bedürfnisse übernehmen muss! Niemand sonst. Auch wenn wir es so sehr mögen, dass andere für uns sorgen: der Partner, die Führungskraft oder der Kollege. Nein, es sind letztendlich immer wir selbst, die uns Druck machen. Niemand anderes kann dies tun! Nur du selbst hast die Macht, Druck zuzulassen oder abzuwenden. Du kannst dein Leben entscheiden. Du bist der Häuptling. Du bestimmst, wie viel Druck und Belastungen du in deinem Leben hast. Du entscheidest, ob du dich unter Druck setzen lässt!

NUR DU SELBST KANNST DIR DRUCK MACHEN, NIEMAND SONST!

Es ist wie bei einem Traumfänger. Ein Traumfänger fängt in der Nacht die negativen Träume ein, so dass du nur noch gute Träume hast. Ganz genauso ist es mit dem Druck. Der Druck ist genauso wie die Träume ein ganz natürliches Phänomen. So wie der Traumfänger zwischen negativen und positiven Träumen entscheidet, so entscheidest du zwischen negativem und positivem Druck. Druck, den du loswerden möchtest. Es bist du selbst, der sich entscheiden und sich daraufhin von allen negativen psychischen Belastungen abgrenzen muss. Niemand anderes wird das für dich machen und für dich sorgen, das kannst nur du allein!

Ja, dazu brauchst du viel Mut. Mut, dich zu entscheiden, Farbe zu bekennen und in deinen eigenen Mokassins zu laufen. Du brauchst Mut, auch einmal „Nein" zu sagen, Mut, für dich selbst einzustehen und für dich zu sorgen. Mut, Grenzen zu setzen, andere Menschen auch mal zurückzuweisen und zu enttäuschen. Mut, dir zu holen, was du brauchst. Ich denke da gerade auch an den ersten Lockdown im März 2020, als alle Menschen von heute auf morgen zu Hause bleiben mussten und nur noch systemrelevante Berufstätige zur Arbeit gehen durften. Auf einmal war nichts mehr selbstverständlich. Die täglichen sozialen Kontakte in der Arbeit, die Gemeinschaft, der Sport in der Freizeit und das monatliche Einkommen.

Da kannst du lange warten

Wir müssen aufhören zu warten, bis unsere Bedürfnisse,

zum Beispiel nach sozialen Kontakten, Gemeinschaft, Information und finanziellen Mitteln, erfüllt werden. Wir müssen aufhören, anderen die Schuld zu geben und sie für uns in die Verantwortung nehmen. Das führt leider zu nichts, außer zu Leid, Ohnmacht und Misserfolg. Du bist kein Opfer!

Sorge selbst für dich und hole dir, was du brauchst: Kontakt zu Kollegen, ein Treffen mit Freunden, Bewegung in der Natur oder ein netter Abend mit deinem Partner. Gehe den Häuptlingspfad, mache den ersten Schritt und schaue, wie du deine Bedürfnisse immer wieder neu erfüllen kannst. Keiner ist letztendlich dafür verantwortlich, weder dein Partner, deine Eltern, die Führungskraft noch die Politik. Nur du selbst! Bewege dich und hole dir, was du brauchst! Leben ist Veränderung und dazu musst du dich immer wieder verändern und neu erfinden. Denn: Es gibt viele Wege, Freundschaften zu pflegen, Geld zu verdienen und Sport zu machen. Nur: Wir müssen uns die Möglichkeiten, die zur Verfügung stehen, holen. Wir können nicht darauf warten, dass uns jemand versorgt, wenn wir gesund und unabhängig bleiben wollen. Möchtest du den Schritt in das neue Zeitalter wagen? Mit mehr Freiheit und Leichtigkeit, Kraft und Selbstbestimmung und einer großen Portion Glück und Lebensqualität?

Vier indianische Gesetze der Spiritualität

Reich werden durch die Spiritualität der Indianer

Wir Menschen haben ein grundlegendes Bedürfnis nach Spiritualität (vgl. Marshall B. Rosenberg 2005, S. 75). Wir möchten so gerne das Nicht-Fassbare fassbar machen und ihm Struktur, Klarheit und Ordnung verleihen, zum Beispiel durch Gesetze.

Nichts im Leben ist Zufall. Nichts im Leben passiert ohne Grund. Auch bei dir nicht! Wir können davon ausgehen,

dass jedes Handeln eines Menschen einen Grund hat.
Die vier indianischen Gesetze der Spiritualität (vgl. Roosevelt 2016) bereichern dich in deinem Alltag tiefgreifend. Dank ihnen kannst du Ereignisse in deinem Leben besser verstehen und ihnen einen Sinn geben. Was für einen Sinn hat ein Ereignis in deinem Leben? Welche Botschaft hat es an dich? Was darfst du daraus lernen? Dieser Optimismus und diese Orientierung tragen zur psychischen Widerstandskraft eines Menschen bei, machen dich körperlich und psychisch unendlich stark (vgl. Christina Berndt 2016, S. 83). Magst du sie dir einprägen?

Das 1. indianische Gesetz sagt:

„Die Person, die dir begegnet, ist die richtige."

Das bedeutet, niemand begegnet dir rein zufällig in deinem Leben. Erinnerst du dich? Es gibt keine Zufälle und es hat einen Grund, warum du dieser Person genau jetzt begegnest.

Was ist es, was du von der Person lernen darfst? Wieso ist diese Person ein Gewinn für dein Leben? Vor allem die Menschen, mit denen du nicht harmonierst, die dich und dein Leben stören, über die du dich ärgerst, geben dir die größte Chance zum Wachstum. Sie dienen dir als Spiegel und erinnern dich an etwas, was in dir selbst ist. Es ärgert dich maßlos bei einer Freundin, dass sie sich schon wieder eine neue Jacke gekauft hat? Du findest das übertrieben, eine Verschwendung von Geld? Was ist das in dir? DU ärgerst DICH! Hättest du vielleicht auch gern mehr Mut, dir öfter etwas zu gönnen? Was kannst du von deiner Freundin lernen? Was ist die Botschaft der Situation, der ganzen Freundschaft?
Die Antwort kennst nur du allein, doch denke daran: Genau die Person, der du begegnest, ist die richtige. Also schau sie dir gut an!

Das 2. indianische Gesetz sagt:

„Das, was passiert, ist das Einzige, was passieren konnte."

Mit anderen Worten: Was auch immer in deinem Leben geschieht und in der Vergangenheit geschehen ist, sollte genau so passieren. Welch eine Aussage!
Wie steht es mit wirklich schlimmen Erfahrungen, wie Gewalterfahrungen, der Tod eines geliebten Menschen? Auch hier gilt tatsächlich das indianische Gesetz und hilft dir vor allem dabei, die Erfahrung anzunehmen. Diese Annahme ist sehr wichtig, denn die Erfahrung gehört zu dir und hat einen Sinn in deinem Leben. Du bist stark, unabhängig und du bist kein Opfer!

Merkst du es? Auch das zweite indianische Gesetz bringt dich in einen Zustand von Macht. Du trittst heraus aus deiner Ohnmacht, aus deiner Opferhaltung und bist der Häuptling deines Lebens. Du übernimmst die Verantwortung für dein Leben. Auch wenn es noch so schwerfällt, das Erlebnis anzunehmen: Es war das Einzige, was passieren konnte. Es hat einen Sinn, einen Grund. Es war richtig für deinen Lebensweg. Vor allem bei Gewalttaten, schlimmen Dingen, die uns widerfahren sind, ist dieser Gedanke schwer zu fassen.
Wie fühlt sich das für dich an? Alles, was bisher in deinem Leben passiert ist, war richtig, war dein Lebensweg. Es hat einen Sinn, eine Botschaft an dich. Vielleicht hast du auch eine Aufgabe, eine Mission in deinem Leben?
Meine Oma sagte stets, wenn mir z. B. mit dem Auto ein kleiner Unfall passiert war: „Vielleicht soll dich das vor einem großen Unglück bewahren!". Ja, das kann sein. Durch den kleinen Auffahrunfall werde ich mir wieder bewusst, welche Verantwortung ich im Straßenverkehr habe und wie schnell etwas passieren kann. Ich werde demzufolge in Zukunft wieder achtsamer am Straßenverkehr teilnehmen. Verstehst du, was ich meine?

Glaube an das zweite indianische Gesetz, denn es macht

dich stark im Leben. Es bringt dich dazu, der Anführer deines Lebens zu sein, dein bisheriges Leben anzunehmen und in Eigenverantwortung und Selbstbestimmung das Beste (für dich) daraus zu machen!

Das 3. indianische Gesetz sagt:

„Jeder Moment, in dem etwas beginnt, ist der richtige Moment."

Kennst du den Gedanken? „Ach hätte ich doch schon früher ...!" oder „Wieso passiert das gerade jetzt?" Ganz genau: Wieso?
Das ist oder war genau der richtige Moment! Der tolle Job, die neue Beziehung, die Zusage für die neue Wohnung. Warum jetzt? Weil genau da der richtige Zeitpunkt dafür ist, weil du nun bereit dafür bist. Ob du nun 40 Jahre oder 60 Jahre alt bist, wenn du dich selbständig machst. Du hast nichts verpasst und hättest auch nichts anders machen sollen. Alles ist richtig so.

Der Beginn eines Ereignisses kommt in dein Leben, wenn es das Beste für dich ist. Vielleicht hast du auch schon erlebt, dass etwas wie durch Zufall zur richtigen Zeit in dein Leben gekommen ist? Wir bezeichnen das als Zufall oder auch Glück. Ich würde es eher als Wunder des Lebens bezeichnen: Dir fällt etwas in deinem Leben zu und es hat einen Sinn, einen Grund. Denn: Du bist wertvoll! Du bist wichtig für diese Welt.

Das 4. Indianische Gesetz sagt:

„Was zu Ende ist, ist zu Ende."

Hört sich ganz logisch und einfach an, oder? Das ist in der Praxis, im Leben, aber oft gar nicht einfach. Oft ist es sehr schwer, das Alte, Gewohnte loszulassen. Eine Beziehung geht auseinander, ein geliebter Mensch stirbt oder du verlierst deine Arbeitsstelle. Es ist zu Ende und: Es ist gut so! Diese Erkenntnis ist schwer und auch der Gedanke, dass wieder Neues in unser Leben treten wird, tröstet uns in dieser Zeit oft nur wenig.

Das vierte indianische Gesetz möchte dir auch sagen, dass es keinen Sinn hat, an etwas festzuhalten, was vergangen ist. Es würde nur Leid und Schmerz verursachen, weil es nicht zurückgeholt werden kann. Selbstverständlich ist es unbedingt notwendig, dass der Mensch über seinen Verlust trauert und sich auch genügend Zeit dafür einräumt. Dies ist die Voraussetzung, um das Verlorene loszulassen. Alles endet zur richtigen Zeit, damit ein neuer Anfang kommen kann. Alles ist genauso gut, wie es ist. Nimm es an, trauere und verabschiede dich davon, so kannst du wieder im Hier und Jetzt leben, neue Erfahrungen sammeln und neue Dinge erleben.

Glaube an die vier indianischen Gesetze. Sie machen dich stark und lassen dich leichter durchs Leben gleiten. Wie eine Feder im Wind. Wie ein echter Häuptling, den so schnell nichts umhauen kann.

Die neuen Werte der Arbeits- und Lebenswelt

Was ist dir wichtig?

Werte antworten auf die Fragen: Was ist dir im Leben wichtig? Was ist dir bei deiner Arbeit wichtig? Ist es dir egal, welche Arbeit du machst, Hauptsache, die Kohle stimmt? Oder möchtest du eine Arbeit, die dir Freude macht, in der du einen Sinn siehst, dich und deine Ideen einbringen kannst und von netten Kollegen und Kolleginnen umgeben bist?

In der alten Qualität von Arbeit und Leben war der oberste

Wert das Geld, von dem alle, Unternehmer und Arbeitnehmer, so viel wie möglich verdienen wollten, um zu maximalem Wohlstand und Glück zu gelangen. Arbeit wird bei dieser Denkweise mit Mühsal, Anstrengung und maximaler Arbeitsleistung verbunden, für die du dich nur genug anstrengen und Einsatz zeigen musst. Du arbeitest wie eine Maschine (oder wie ein Pferd), um zu leben, um deinen Lebensunterhalt zu bestreiten. Werte wie Schnelligkeit, Perfektion, maximaler Einsatz, Effektivität und ständige Anwesenheit sind in der alten Qualität von Arbeit und Leben ebenso wichtig. Schlapp machen gibt es nicht und Untätigkeit oder ein kleiner Tratsch mit der Kollegin wird sofort als Faulheit bewertet. Das Ziel ist der perfekte Mensch, der sowohl in der Arbeit wie auch im Leben, immer fit und gesund, fleißig, gutaussehend, wohlhabend und voller Glück ist. Probleme kennt der perfekte Mensch nicht, auch keine individuellen Wünsche und Bedürfnisse. Was will er auch mehr? Arbeit, Haus, Familie und Urlaub – mehr braucht es nicht zum glücklich sein, oder?

Erfolg muss jetzt jeder für sich selbst definieren

Die neuen Werte der Arbeits- und Lebenswelt sehen ganz anders aus. Gerade die jüngere Generation ist nicht mehr bereit, ihr Leben für die Arbeit zu opfern, um im Wohlstand leben zu können. Geld und maximaler Wohlstand stehen nicht mehr im Vordergrund der Begierde. Sondern Freude und Spaß im Leben *und* in der Arbeit, sinnvolles Tun, viel Freizeit und Lebensqualität. Ein gewisser Wohlstand wird auch angestrebt, jedoch nicht mehr um jeden Preis. Erfolg und Wohlstand definiert nun jeder Mensch für sich selbst. Im Vordergrund stehen Werte wie Lebenslust, Wohlbefinden, Sinn, tolle Erlebnisse und echte Beziehungen. Auch der Wert Familie ist wieder groß im Kommen, echte Beziehungen und Gemeinschaften pflegen und wirklich leben, was auch bedeutet, genügend Freizeit und Freiheiten zu haben.

Menschlichkeit, Kraft und Würde

In der neuen Arbeits- und Lebenswelt stehen Werte wie

Menschlichkeit, Lebenskraft (Gesundheit) und die Würde eines jeden Menschen im Vordergrund. Werden diese Werte in einem Unternehmen über das betriebliche Gesundheitsmanagement eingeführt, umgesetzt und gelebt, so wird ein Unternehmen auf dem zukünftigen Markt bestehen und erfolgreich werden können. Menschlichkeit im Unternehmen zahlt sich aus, wenn Menschen wie Menschen behandelt werden – mit Würde, Wertschätzung und Respekt! Bei dem Paradigma der neuen Arbeits- und Lebenswelt steht das lustvolle Denken und Handeln eines Menschen im Vordergrund. Freiheit, Selbstbestimmung und Authentizität sind weitere entscheidende Werte. Nur durch die Berücksichtigung von menschlichen Bedürfnissen, Eigenverantwortung und Respekt kann der Mensch an die Quelle seiner Kraft gelangen und echte Höchstleistungen im Unternehmen erbringen. Das führt zu einer höheren Gewinnmaximierung als jemals zuvor. Arbeit und Gesundheit sind heute zwingend miteinander verbunden.
Der Unternehmenserfolg wird zukünftig von der Gesundheit und Stabilität der Mitarbeiter abhängen. Ein Unternehmen arbeitet nun für das Wohl der gesamten Menschheit und nicht mehr ausschließlich für die eigene Gewinnmaximierung.

Menschlichkeit zahlt sich aus (vgl. Brockhoff/Panreck 2016, S. 14), beruflich, privat und vor allem in der eigenen Lebensqualität. Menschlichkeit sehe ich sowohl als innere Haltung eines Menschen wie auch als Handlungskonzept gegenüber sich selbst und anderen Menschen, welches sich an der Gewaltfreien Kommunikation nach Marshall B. Rosenberg orientiert. Bei Marshall B. Rosenberg steht der *Respekt und die Wertschätzung* der eigenen Gefühle und Bedürfnisse, die Mitteilung sowie die *Empathie* für die eigenen Gefühle und Bedürfnisse und die der anderen Menschen im Vordergrund. Ziel der Gewaltfreien Kommunikation ist es, eine tiefe und ehrliche Verbindung zu sich selbst und anderen Menschen mittels Selbstmitteilung und Einfühlsamkeit aufzubauen. *Selbstverantwortung* für die eigenen Gefühle, Bedürfnisse und sein Handeln zu übernehmen ist eines der zentralen Werte der Gewaltfreien Kommunikation sowie den Mut zu haben, dies *ehrlich*, wertschätzend und frei anderen Menschen mitzuteilen, um *echtes Vertrauen* und *echte Verbindungen* zu seinen Mitmenschen aufbauen zu können (vgl. Marshall B. Rosenberg 2016, S. 15).

Menschlichkeit bedeutet für mich jedoch nicht nur, eine wertschätzende Verbindung zu mir selbst und anderen Menschen auf Augenhöhe aufzubauen, sondern auch Wertschätzung und Respekt insbesondere auch der Natur und den Tieren entgegenzubringen. Menschlichkeit fängt übrigens immer erst bei dir selbst an, hört aber da nicht auf!

„Wenn wir unsere Bedürfnisse nicht ernst nehmen,
tun es andere auch nicht."
Marshall B. Rosenberg

Menschenwürde, ja, worin besteht der Wert des Menschen, die menschliche Würde? Diese Frage beschreibt der philosophische Begriff „Personalität", der seinen Ursprung im Wert der Würde des Menschen hat (vgl. Zink 1999, S. 33). Der Mensch kommt als Person auf die Welt und besitzt die Fähigkeit, sich zur Persönlichkeit zu entwickeln. Der Mensch ist aufgrund seiner Vernunft fähig, sich individuell zu entwickeln und zu entfalten. Diesen Weg zur Persönlichkeit nennen die Philosophen Personalität. Dieser Prozess der Menschenwürde (Weg zur Persönlichkeit) muss tagtäglich neu hergestellt werden und ist ein nie abgeschlossener Prozess (vgl. Zink 1999, S. 34). Die Philosophen sprechen hier von „drei Dimensionen" (Zink 1999, S. 33) zur Verwirklichung unserer Menschenwürde (vgl. Zink 1999, S. 34):

- Du setzt selbst Anfänge, ergreifst die Initiative für

etwas, im Denken und im Handeln (z. B. hast eine Idee, fällst eine Entscheidung, setzt eine Idee in Handlung um).

- Du hast echte Beziehungen, Familie, Freunde und bist für andere Menschen einzigartig, unersetzlich.
- Du tust etwas für „die Welt", was für dich Sinn bringt. Du gestaltest die Welt mit.

Durch diese drei Dimensionen erhältst du deine Menschenwürde, wirst zum Häuptling deines Lebens und zur echten Persönlichkeit!

„Die Menschheit selbst ist eine Würde;
denn der Mensch kann von keinem Menschen
bloß als Mittel, sondern muss zugleich als Zweck
gebraucht werden."
Immanuel Kant

Lebenskraft, in der fernöstlichen Welt auch Lebensenergie oder Chi genannt. Kennst du das? Du bist krank oder von der Arbeit total ausgepowert und du hast das Gefühl, dass sämtliche Lebenskraft aus dir gewichen ist. Jedoch plötzlich wirst du gesund oder hast dir einige Tage Pause gegönnt, kehrt die Lebenskraft und die unbändige Lust, etwas zu tun, wieder zu dir zurück! Du siehst plötzlich die Welt wieder positiv und hast Lust anzugreifen und freust dich auf den Tag. Diese Kraft, dieses Gefühl der Stärke, der Sonne und des Lebens ist die Kraft deines Lebens, deine Lebensenergie. Diese Kraft ist Maßstab für dein gesamtes Wohlbefinden. Ist sie weg oder nur ganz wenig vorhanden, wirst du dich nicht wohl fühlen und hast keine Energie und Lust auf dein Leben, auf deine Arbeit. Wird die Lebenskraft blockiert, durch was auch immer, fühlen wir uns müde, erschöpft und traurig.

Diese Lebenskraft, die in uns ist wie ein loderndes Feuer, kann nur im Fluss sein und ungehindert und voll fließen, wenn wir unser eigenes Leben leben, auf unsere innere Stimme hören und nicht ausschließlich das Leben von anderen Menschen bedienen. An diese Quelle der Kraft, unser inneres Feuer, kommen wir nur heran, wenn wir den Mut haben, die Melodie *unseres* Lebens zu spielen, und beginnen, unsere eigenen Bedürfnisse, Wünsche und Träume zu erfüllen. Wenn du dich das nicht traust (oder nicht kannst), nicht den Mut hast, deine Bedürfnisse und Wünsche zu leben, d. h. nicht wirklich ins Tun kommst, dann läufst du Gefahr, deine Kraft zu verlieren, depressiv zu werden oder andere psychosomatische Krankheiten zu entwickeln. Denn: „Depression ist die Belohnung fürs Bravsein“ (Marshall B. Rosenberg 2016, S. 78), wie immer diese auch aussehen mag. Depression, der Verlust der Lebenskraft, hat viele Gesichter. Folge deinen Bedürfnissen, Wünschen, Sehnsüchten, Träumen und Visionen! Nur wenn du den Mut hast, Häuptling deines eigenen Lebens zu sein, Verantwortung für dich zu übernehmen, und du authentisch dein Leben führst, findest du das lodernde Feuer, die unstillbare Quelle deiner Lebenskraft.

„Kein Mensch beginnt zu sein,
bevor er seine Vision empfangen hat!“
Spruch der Ojibwa

Mache den Anfang!
Wäre es nicht schön, wenn wir in unserem Leben und in der Arbeitswelt Werte wie Menschenwürde, Menschlichkeit und Lebenskraft bekommen und diese leben und weitergeben könnten? Doch worauf wartest du? Dass jemand auf dich zukommt und dir die Werte in dein Leben bringt? Ich verrate dir ein Geheimnis: Es bist du selbst, der sich zum Häuptling des eigenen Lebens machen kann. Es bist du, der sich entscheiden kann, Verantwortung für sich und die eigenen Gefühle, Bedürfnisse und Wünsche zu übernehmen. Es bist du selbst, der sich holen kann, was er braucht oder was er sich erträumt. Du brauchst nur etwas

Mut und den Willen, das eigene Leben selbst zu bestimmen. So wie es ein Häuptling mit seinem Leben und seinem Stamm macht. Er bestimmt, wohin der Pfad geht und nach welchen Werten und Regeln er leben möchte. Er tut es einfach, ganz egal, ob das Umfeld dies begrüßt oder nicht. Dies untermauert übrigens auch das Konzept der Gewaltfreien Kommunikation. Dein Gegenüber muss von dem Konzept keine Ahnung haben, wenn du beginnst, gewaltfrei und wertschätzend mit dir und deinem Umfeld zu kommunizieren, holst du dein Gegenüber, dein Umfeld ganz automatisch mit ins Boot. Es ist also nicht notwendig, dass dein Gegenüber auch gewaltfrei kommunizieren kann. Indem du es tust, ist er mit dabei!

Es bist du, der anfangen darf und muss. Die Früchte, die du dabei säst, wirst du schon bald ernten können. Warte nicht, bis die „Anderen“ beginnen, etwas zu verändern. Sei du die Veränderung! Es wird dein Leben immateriell und materiell in jeder Form bereichern.

SCAN ME

Gerade wenig Zeit? Dann lade dir jetzt die **SOS-SCHNELL-TIPPS** für mehr Gelassenheit, deine maximale Kraft und gesundheitliche Stabilität herunter! Für Führungskräfte, Arbeitnehmer und alle Menschen wie du und ich. **PLUS Gratis 5 BILDER** aus der eigenen Feder von Margit List aus DIESEM Buch (inkl. Häuptlingin-Bild) kostenlos im DIN A4-Format zum Ausdrucken!

Route 3: Begegnung mit einem echten Häuptling

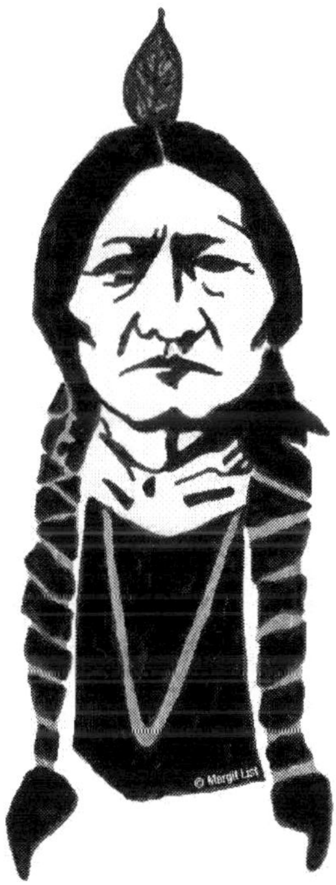

Einen echten Häuptling kennenlernen. Das ist es! Ich fahre im Sommer 2020 nach Pullmann City, einem Freizeit- und Erlebnispark in Bayern, nicht weit von meiner Heimatstadt im Allgäu entfernt. Pullman City befindet sich in Eging am See und wird auch der niederbayerische „Wilde Westen“ oder die „lebende Westernstadt“ genannt. Für Jung und Alt werden in der Westernstadt spannende Showprogramme, Live-Musik, Tänze, Erlebnis-Restaurants, Shops und vieles mehr angeboten. Seit vielen Jahren lebt in der City auch Hunting Wolf, ein echter Häuptling. Er hat dort einen eigenen Shop und ein großes Tipi „Mandarin“, in dem er regelmäßig seine Vorträge hält. Als ich den Freizeitpark betrete, suche ich sofort den Shop und das Tipi auf, wo ich hoffe, den großen Häuptling zu finden.

Mein Gespräch mit Hunting Wolf

Ich betrete den Shop und bin sogleich überrascht von dem schönen Silberschmuck, den vielen echten Naturfedern, Gürteln aus Knochen und Leder. Ich habe meine genaue Vorstellung von einem Häuptling. Er ist weise und sanftmütig, philosophisch, geheimnisvoll und etwas entrückt, kaum erreichbar für uns Normalsterbliche. Ob er überhaupt mit mir reden würde?

Ich sehe im Laden hinter der Theke einen Mann mit schwarzen langen Haaren und dunklerer Haut und frage sogleich ein wenig frech: „Sind Sie Hunting Wolf?“ Zwei schwarze Augen mit einem ungeheuerlich scharfen und kräftigen Blick schauen mich an und er antwortet sofort sehr laut: „Ja, ich bin Hunting Wolf!“ Ich erschrecke, habe ich mir doch einen Häuptling ganz anders vorgestellt, irgendwie geheimnisvoller, leiser und spiritueller. Aber da sitzt er vor mir, in einfacher indianischer Kleidung, Jeans und schwarzen Haaren, die matt und strähnig herunterhängen. Ich sage: „Ah, ich habe Sie schon gesucht! Und Sie sind ein echter Indianer und Häuptling?“ Hunting Wolf antwortet, dass er Halbindianer sei und nickt kurz mit dem Kopf. Hunting Wolf erzählt, dass er schon sehr lange in Deutschland lebt und seit über 20 Jahren in Pullmann City arbeitet. Ich frage direkt: „Ja, und als was fühlen Sie sich, als Indianer oder als Amerikaner oder als Deutscher?“ Hunting Wolf antwortet laut und voller Kraft: „Ich fühle mich vor allem als Mensch und als Teil der Natur!“ und blickt mich mit seinen großen schwarzen Augen an. Ich bin überrascht und geschockt zugleich. Habe ich doch eine ganz andere Antwort erwartet. Hunting Wolf steht nun auf, beugt sich über die Theke und sieht mich mit seinen großen schwarzen Augen eindringlich an. Ich sage laut: „Ja?“, was ich fast immer in Gesprächen sage, wenn ich nicht mehr weiterweiß. Er wiederholt: „Ich fühle mich als Mensch, als Teil der Natur“ und blickt mich wieder scharf an. Ich lächle und sage wie auswendig gelernt: „Ah, das ist ja spannend“, so ergriffen und beeindruckt bin ich von seinen Augen und seiner Antwort. „Ich komme zu Ihrem Vortrag um 16 Uhr“, höre ich mich sagen.

Ich habe das Gefühl, dass Hunting Wolf jedes Wort von mir aufmerksam hört und mit mir spricht, als wäre ich der wichtigste Mensch in seinem Laden. Aber der Laden war voller Menschen und auch weitere Teamkolleginnen standen mit ihm hinter der Ladentheke. „Aber kommen Sie doch bitte etwas früher, so dass Sie noch einen Platz bekommen“, sagt Hunting Wolf. „Mache ich“, höre ich mich murmeln und verlasse vollkommen aufgeregt und auch verwirrt den Shop. Ich bin fasziniert und enttäuscht zugleich. Hunting Wolf ist ein Mensch aus Fleisch und Blut, vollkommen bodenständig, der jeden meiner Kommentare ernst nimmt. Ich fühle mich tief beeindruckt, bin aber auch gleichzeitig enttäuscht. Er war so gar nicht geheimnisvoll, spirituell oder irgendwie abgehoben, ganz im Gegenteil: Er wirkte sehr geerdet, menschlich, einfach, unspektakulär, aber auch sehr weise auf mich.

Um 16 Uhr geht der Vortrag in seinem Tipi „Mandarin" los. Ich trete ein, setze mich auf eine klassisch orangefarbene Bierbank ganz vorne und schalte mein Handy ein, um alles zu filmen und aufzunehmen. Hunting Wolf steht in der Mitte des Zeltes, eine große Holzflöte in der Hand, und beginnt mit den bereits sitzenden Zuschauern Small Talk zu halten. Er beginnt, einen typischen Männerwitz über die Eigenheiten einer Frau zu erzählen und blickt dabei die Männer in der Runde immer wieder solidarisch und grinsend an. „Oh nein, was ist denn das?", denke ich mir. „Das hat mir noch gefehlt! Der Häuptling ist gar kein Heiliger wie Buddha oder Jesus", denke ich mir, „sondern ein Macho! Nun ja, immerhin ist er ein Häuptling, sieht annähernd so aus und ich sitze in seinem Tipi." In diesem Moment sieht Hunting Wolf mein Handy und bittet mich, es abzustellen. „Dies ist mein persönlicher Raum. Und der ist heilig." Das betont er kraftvoll und furchterregend. Hunting Wolf bittet daraufhin alle Anwesenden „sämtliche Technik" auszuschalten, aus Respekt vor „seinem Raum", der ihm heilig sei. Ich schalte mein Handy aus, überlege noch kurz, es heimlich in der Tasche mitlaufen zu lassen. Doch zu groß ist mein Respekt vor Hunting Wolf. Niemals hätte ich gewagt, seine Worte zu ignorieren und seine Privatsphäre zu missachten. Das Tipi, seine Person und seine Worte sind für mich magisch und ich stehe völlig in seinem Bann. Gleichzeitig bin ich enttäuscht von seiner Einfachheit, Menschlichkeit und Unperfektheit.

In seinem Vortrag spricht er vor allem über die große und vergessene Welt des natürlichen Lebens, von einer Welt, in der der Mensch ein Freund der Natur ist und seine Umwelt respektiert so wie sich selbst. Hunting Wolf spricht auch immer wieder das Problem Burnout an, das aus der heutigen Welt komme, in der wir leben.

Er spielt den Zuschauern vor einem offenen Feuer ein selbst komponiertes Stück auf seiner Holzflöte vor. So kraftvoll, natürlich und einfach, dass jeder im Raum den

Atem anzuhalten scheint. Hunting Wolf berichtet von alten indianischen Weisheiten, die den gestressten Menschen von heute wieder in ein gesundes, zufriedenes Leben führen könnten.

Weisheiten des Häuptlings Hunting Wolf

„Geh aufrecht wie die Bäume,
lebe Dein Leben so stark wie die Berge,
sei sanft wie der Frühlingswind.
Bewahre die Wärme der Sonne im Herzen
und der große Geist wird immer mit Dir sein."
Weisheit der Navajo

Die indianische Denk- und Lebensweise unterscheidet sich ganz grundsätzlich von unserer Sichtweise auf die Welt und das Leben. Während für uns der Mensch der Herr der Schöpfung ist, berechtigt, die Natur zu unterwerfen und sich an dieser zu bedienen, fühlt sich der Indianer als Teil der Erde. Für den Indianer lebt die ganze Schöpfung, sei es die Erde, Pflanzen, Tiere, Steine oder jeder Mensch. Der Geist, eine spirituelle Energie, ist allen Dingen innewohnend. Ein Indianer sieht im Zentrum der Vorstellung die Erde, die Mutter Erde und nimmt sich von der Natur nur das, was er unbedingt zum Überleben benötigt. Er selbst ist ein Teil der Mutter Erde, nicht mehr oder weniger wert als ein Tier, ein Baum oder das Gras. Deshalb ist das Verhältnis des Indianers zur übrigen Schöpfung von einem Respekt bestimmt, den wir nicht besitzen. Der Indianer lebt auf Augenhöhe mit der Natur. Seine Aufgabe ist es, Fremdartiges anzuerkennen und der Erde etwas zurückgeben, so dass sie sich immer wieder regenerieren kann.

Erst heute, da die Rücksichtslosigkeit gegenüber Natur,

Mensch und Tier sich gegen uns zu wenden beginnt und die gewalttätige Ausbeutung uns selbst zu zerstören droht, können wir den Sinn der indianischen Denk- und Lebensweise nachvollziehen. In den Augen der Indianer ist alles heilig. Jeder noch so kleine Ast, das Laub auf dem Boden, die Steine. In der indianischen Denkweise sind dies alles Geschenke der Mutter Erde an uns Menschen, die Tiere, an die ganze Natur selbst.

Indianische Weisheiten gibt es in der Literatur, im Internet, sehr viele. Ich möchte dir vor allem ganz konkret die Weisheiten von Hunting Wolf näherbringen. Die er für unsere westliche Welt für wichtig erachtet. Vor allem hinsichtlich Leistungsdruck, Stress und psychosomatischen Erkrankungen wie Burnout, Depression oder Ängsten. Hunting Wolf ist seit vielen Jahren eng mit einem Medizinmann der Cherokee befreundet, wie er sagte. Er trifft ihn bis heute noch regelmäßig, um sich mit ihm über die aktuellen Ereignisse und neusten Erkenntnisse diesbezüglich auszutauschen.

10 indianische Weisheiten von Hunting Wolf:

1. Du bist vor allem ein Mensch! Kein Mensch ist besser oder schlechter als ein anderer Mensch.
2. Du bist als Mensch Teil der Natur. Die Erde ist unsere Mutter. Respektiere sie und sorge für sie! Nimm von der Erde, was du benötigst und nicht mehr!
3. Kümmere dich darum, dass Körper und Geist sich wohl fühlen. Genieße die Reise deines Lebens.
4. Habe Respekt vor den Kindern! Nimm dir Zeit für sie und zeige Mitgefühl.
5. Der eigene persönliche Raum eines Menschen ist heilig! Habe Respekt vor deinem eigenen persönlichen Raum sowie vor dem Raum von anderen Menschen.
6. Aus der Vergangenheit können wir nur lernen, sie ist aber vorbei!

7. Mit deiner Denkweise beginnt alles. Sie ist das Wichtigste im Leben. Denke einfach und lebe einfach.
8. Nimm dir Zeit für dich, in der du zu dir kommen kannst.
9. Höre auf deine innere Stimme.
10. Behandle alle Tiere mit Respekt.

1. Du bist vor allem ein Mensch! Kein Mensch ist besser oder schlechter als ein anderer Mensch.

Jeder Mensch auf dieser Erde ist gleich viel Wert und jeder Mensch auf der Erde hat es verdient, mit gleichem Respekt behandelt zu werden. Wir in der westlichen Welt sehen Menschen vor allem in gesellschaftlichen Rollen. Wir teilen Menschen aufgrund bestimmter Merkmale oder Tatsachen ein: Geschlecht, Rasse, Hautfarbe, Sprache, Religion, politische Anschauung, nationale und soziale Herkunft, Zugehörigkeit, Vermögen oder sonstige Rollen, die als Unterscheidungsmerkmale herangezogen werden. Wir stecken Menschen in gesellschaftliche Schubladen und bewerten diese. Deshalb behandeln wir Menschen unterschiedlich. Dies führt oft zu einer Benachteiligung oder Herabwürdigung eines Menschen, ohne dass es dafür eine sachliche Rechtfertigung gibt. Diese Diskriminierung und Benachteiligung, die in Deutschland verboten ist, verläuft sehr oft auch sehr subtil und kaum erkennbar oder wird hinter sachlichen Argumenten versteckt.

Doch was bedeutet diese Weisheit für unseren Alltag, für unsere Arbeitswelt?
Marshall B. Rosenberg lebte im Jahr 1934, als er 9 Jahre alt war, in Detroit, wo er gewaltsame Rassenkonflikte hautnah mitbekam. Er wurde nicht selten von seinen Mitschülern geschlagen, weil er Jude war, und er fragte sich immer wieder, wieso sein Onkel Julius von der Gewalt und den Konflikten verschont blieb. Onkel Julius betrieb eine Apotheke in der schwarzen Nachbarschaft. Er war niemals

beraubt oder geschlagen worden, ganz gleich, wo er in seiner Heimat auf der Straße lief. Onkel Julius behandelte jeden Menschen gleich, der seine Apotheke betrat. Er begrüßte ihn mit einem Lächeln, freundlich und tief empathisch, und erkundigte sich stets nach der Befindlichkeit und den Bedürfnissen seiner Kunden. Er behandelte jeden Menschen mit Respekt, Wertschätzung und großem Mitgefühl, was aus Sicht des jungen Rosenberg die Ursache bzw. auch das Rezept sein musste, um Gewalt zu entgehen oder deeskalierend auf Situationen einzuwirken.

Ich denke, wenn wir anfangen könnten, jeden Menschen, dem wir begegnen genauso zu behandeln, wie es Onkel Julius in seiner Apotheke gemacht hat, könnten wir sehr viel friedlicher leben und aufkeimende Konflikte, Verletzungen und Leid bereits im Vorfeld im Keim ersticken.

„Jeder Mensch tut in jedem Augenblick
seines Lebens das Beste, was er gerade tun kann."
Marshall B. Rosenberg

2. Du bist als Mensch Teil der Natur. Die Erde ist unsere Mutter. Respektiere sie und sorge für sie! Nimm von der Erde, was du benötigst und nicht mehr!

Indianer gehen davon aus, dass alles in der Natur eine Seele oder einen Geist hat. Genau wie sie selbst. Die westliche Welt ist hingegen von Anfang an davon überzeugt, dass die Erde und die Natur ein Geschenk Gottes an die Menschen ist, mit der sie machen können, was sie wollen. Sie sind der Ansicht, dass die Erde, die Natur und die Tiere ihnen gehören und sie sich von allem so viel nehmen können, wie sie möchten, um eigene Bedürfnisse maximal zu befriedigen. Dass sie der Erde etwas zurückgeben könnten, den Gedanken kennt die westliche Welt nicht. Hier wird lediglich von Umwelt-, Tier- oder Klimaschutz gesprochen und dass eine weitere Ausbeutung verhindern werden soll.

Die „Mutter Erde“ und alles auf ihr Lebende gehört nach Ansicht der Indianer dem großen Geist. Der große Geist, Gott, IST die Natur. Der Mensch selbst ist ebenfalls ein Teil der Natur, wie alle anderen Tiere und Pflanzen, die die Indianer als ihre Brüder und Schwestern ansehen. Die Erde, Natur, Pflanzen, Tiere und jeder Mensch sind in den Augen der Indianer heilig und gleichwertig. Deshalb muss der Mensch in seinem Tun mit größter Vorsicht und Achtsamkeit vorgehen, da er in der Lage ist, das Gleichgewicht der Natur aufzuheben. Aus diesem Grund ist der Indianer stets bestrebt, sich von der Erde nur das zu nehmen, was er unbedingt braucht, ihr möglichst viel zurückzugeben. Indianer geben der Mutter Erde ihre Liebe, ihre Energie und Kraft, genau wie ihrer eigenen Mutter, ihren Brüdern und Schwestern. So ist die Erde immer wieder in der Lage, sich zu erholen, zu regenerieren und sich zu erneuern.

Was würde diese Weisheit für unser Leben, für die heutige Arbeitswelt, bedeuten? Ich denke, dass es sehr schwer für uns Menschen ist, sich auf diese Wertvorstellung und Denkweise einzulassen, da wir im Denken und Handeln völlig anders erzogen und sozialisiert worden sind. Hinzu kommt die Macht der Gewohnheit beim Menschen, durch die es uns schwer fällt, alte Verhaltensweisen loszulassen. Wir können jedoch beginnen, ein Bewusstsein und eine Wertschätzung für Erde, Natur, Tiere und jeden Menschen zu entwickeln. Wir können aufhören, alles, was wir bekommen und haben, als selbstverständlich zu betrachten. Wir können beginnen, eine Dankbarkeit für alles, was wir haben, zu entwickeln.

Ein weiterer Schritt in der Arbeits- und Lebenswelt könnte sein, achtsam und wertschätzend mit Neuanschaffungen, Gebrauchsgegenständen und alten Dingen umzugehen. Umwelt- und Klimaschutz, den Schutz der Tiere und den Erhalt der Menschenwürde könnten wir in unseren Wertvorstellungen oberste Priorität einräumen und aufhören, alles nach finanziellen Gesichtspunkten zu bewerten. Reparieren statt wegwerfen, erhalten statt neu kaufen oder

Müll ganz neu verarbeiten. Der finanzielle Aufwand (Personalkosten), um zum Beispiel selbst eine Hose aus alten Hosen zu nähen, ist hierbei höher als eine neue Hose zu kaufen. Jedoch wird die Natur geschont und ihr Liebe und Respekt zurückgegeben. Eine völlig neue Denkweise, was meinst du?

„Die Alten lehrten uns, dass man kein Gewächs aus der Erde ziehen dürfe. Man soll es immer abschneiden, niemals entwurzeln. Denn die Bäume und Gräser sind von Geistern beseelt. Wann immer ein Indianer einer Pflanze Schaden zufügen muss, so stimmt ihn dies traurig und er spricht ein Gebet und bittet sie um Verzeihung."
Autor unbekannt

3. Kümmere dich darum, dass Körper und Geist sich wohl fühlen. Genieße die Reise deines Lebens.

Kümmere dich um deinen Körper, um deine körperliche Gesundheit! Was bedeutet das? Wir hören das so oft, dass es uns schon zu den Ohren heraushängt, was wir deswegen alles tun und lassen sollten. Was du konkret für dich und deinen Körper tun möchtest, musst du selbst entscheiden. Wir brauchen in jedem Fall etwas Bewegung in der Natur, Ausdauersport für die Kondition und eine weitere aktive Art von Bewegung, zum Beispiel Tanz oder Gymnastik, die unseren Rücken und unseren ganzen Bewegungsapparat stärkt. Zudem ist eine gesunde Ernährung zu empfehlen, wobei jeder für sich entscheiden muss, was dies für ihn bedeutet, da es die unterschiedlichsten Empfehlungen in der Literatur gibt. Es ist nicht so einfach mit den vielen unterschiedlichen Theorien und Möglichkeiten. Eine große Freiheit, innerhalb der es gilt, Verantwortung zu übernehmen, sich zu informieren und sich zu entscheiden, was für dich das Beste wäre. Gar nicht so einfach mit der Freiheit und der Verantwortung, oder?

Gerade in der heutigen Zeit mit all den vielen Zwängen, aber auch großen Freiheiten sollten wir uns vor allem auch um unsere Seele, unseren Geist kümmern. Seele und Geist nähren sich in der Regel vor allem von dem, was dich erfreut und dir guttut. Kennst du den Spruch: „Wer das Leben nicht genießt, wird ungenießbar"? Das, was dir Freude und Spaß macht, gibt dir Lebenskraft und Zuversicht. Ob das ein nettes Zusammensein mit Freunden ist oder ein Spiel mit deinem Hund in der freien Natur. Mache das, was dir gefällt, worauf du Lust hast. Vergiss vor allem den Humor und dein Lachen nicht. Lachen und Leichtigkeit geben dir viel Kraft.

Auch Häuptling Hunting Wolf hat es sich in seinem Vortrag nicht nehmen lassen, immer wieder humorvolle kleine Jokes einzubauen oder das alltägliche Leben einfach etwas auf die Schippe zu nehmen, was mich zuerst etwas befremdet hat. Gleich zu Beginn seines Vortrages hat er Witze erzählt und die Zuschauer auf die einfachste Art und Weise zum Lachen gebracht. Ganz bodenständig, menschlich und simpel, ganz so, wie wir uns einen klassischen Bayer vorstellen würden. Humor, Spiel, Leichtigkeit und Spaß schützt dich davor, im Alltag auszubrennen, motiviert dich immer wieder, innezuhalten, hält dich jung und kreativ. Es gibt dir immer wieder Unmengen an Kraft zurück. Nimmst du dir Zeit zu genießen? Was liebst du? Was machst du gerne? Zu tun, was du liebst, ist ein Garant für Erfolg, Gesundheit und Glück.

„Wir müssen von Zeit zu Zeit
eine Rast einlegen und warten,
bis uns unsere Seelen wieder eingeholt haben."
Indianische Weisheit

4. Habe Respekt vor den Kindern! Nimm dir Zeit für sie und zeige Mitgefühl.

Das, was du heute mit deinen Kindern machst, werden sie

im Alter mit dir machen. So wie du deine Kinder behandelst, werden sie später dich behandeln. Nimmst du dir Zeit für sie, werden sie sich, wenn du alt bist, für dich Zeit nehmen. Behandelst du deine Kinder schlecht, so werden sie dich später schlecht behandeln, so Hunting Wolf. Klingt logisch, oder?

Vor vielen Jahren habe ich, leider weiß ich nicht mehr wo, eine Geschichte über einen Vater, seinen Sohn und dessen Großvater gelesen, die mich sehr berührt hat. Ich erzähle sie gerne für dich nach:

Vater, der 10-jährige Sohn und Großvater sitzen gemeinsam am Tisch und essen Suppe. Der Großvater ist schwach und zittrig, kann seinen Löffel kaum halten. Er ist fahrig und unkoordiniert mit seinen Händen und schmeißt in einem unbeobachteten Moment seinen Suppenteller auf den Boden, als er ihn zum Auslöffeln des Restes kurz anhob. Der Vater ist verärgert, schimpft und baut am Abend einen alten Napf aus der Garage in einen Essteller um. Er hämmert und biegt das Blech mit einem Hammer und stellt ihn für den nächsten Tag auf den Küchentisch. Großvater nimmt den Napf wortlos entgegen, hat jedoch Tränen in den Augen.
Der Sohn beobachtet die Situation und beginnt noch am gleichen Abend ganz geschäftig in der Garage zu arbeiten. Als der Vater ihn in der Garage zufällig antrifft, fragt er ihn: „Wieso baust du denn noch einen Teller für Großvater?". Der Sohn antwortet: „Aber Papa, der ist doch für dich, wenn du alt bist." Der Vater erschrickt und starrt seinen Sohn mit aufgerissenen Augen lange an. Tränen kommen ihm in die Augen.

„Für uns Indianer hängt der Erfolg nicht davon ab,
wie viel man verdient oder welche gesellschaftliche
Stellung man einnimmt, sondern einzig und allein davon,
wie glücklich man ist."
Indianische Weisheit

5. Der eigene persönliche Raum eines Menschen ist heilig! Habe Respekt vor deinem eigenen persönlichen Raum sowie vor dem Raum von anderen Menschen.

Hunting Wolf betonte diese Weisheit immer wieder. Mit dem eigenen persönlichen Raum meinte er sowohl die eigene Wohnung und das körperliche Bedürfnis nach Distanz zu anderen Menschen wie auch die psychosoziale Privatsphäre des Menschen. Der Häuptling spricht vor allem von „Technik aus" in der eigenen Wohnung und betont, dass wir bereits Sklaven der Technik seien und wieder lernen müssten, der Herr/die Frau über das eigene Leben zu sein. Den eigenen Lebensraum und der Privatsphäre eines Menschen dürfe sich der Mensch nur mit größter Vorsicht, Respekt und Distanz nähern, da der persönliche Raum eines Menschen heilig sei. Die Technik sei hier die größte Gefahr für die Gesundheit des Menschen. Der Mensch laufe Gefahr, von SEINEM eigenen Lebensweg abzukommen und krank zu werden, so Hunting Wolf.

Deshalb plädiert der große Häuptling dafür, die Technik ganz aus dem eigenen Zuhause zu entfernen. Der Mensch selbst sei heilig, sein privates Umfeld sei heilig.

„Eines Tages werdet ihr einem Volk begegnen,
das weiß ist. Sie werden stets versuchen,
euch etwas zu geben, aber nehmt nichts.
Zuletzt, so glaube ich, werdet ihr die Sachen nehmen,
die sie euch anbieten,
und das wird euch krank machen."
Sweet Medicine, Cheyenne-Prophet

6. Aus der Vergangenheit können wir nur lernen, sie ist aber vorbei!

Obwohl Indianer in der Vergangenheit durch die Europäer, die Weißen, viel Unrecht und Gewalt erfahren haben, beharrt Hunting Wolf darauf, dass das Vergangene vergangen und nur dafür da ist, um daraus zu lernen! Ich spüre weder eine Vorwurfshaltung bei ihm noch bewertet er oder macht Schuldzuweisungen, als er von der Geschichte der Indianer berichtet und von der heutigen Situation, in der sie leben. Die meisten Indianer leben heute in den USA in Reservaten, ein hoher Anteil der Menschen ist arbeitslos und dem Alkohol verfallen. Auch haben Indianer ganz genau wie wir, Handys, die sie jeder Zeit aus ihrer Tasche ziehen. Weder waren sie damals noch sind sie heute bessere Menschen als wir, so Hunting Wolf.

Was können wir aus der Geschichte lernen? Die Europäer nahmen den Indianern damals Stück für Stück ihr Land weg. Zu Beginn war dies noch zu verkraften. Nachdem aber bis zum Jahr 1770 die Zahl der Aussiedler drastisch zunahm, war Land in den USA heiß begehrt. Es kam zu kriegerischen Auseinandersetzungen, die Indianer wurden vertrieben und gezielt getötet, um an weiteres Land zu kommen. Es gab tatsächlich damals in Amerika ein Gesetz zur Enteignung der Indianer. Die Bison- und Büffelherden wurden vertrieben, welche die Lebensgrundlage für die Indianerstämme waren.
Die Indianer hätten heute allen Grund, die Weißen anzuklagen, Schuld zuzuweisen und Entschädigung zu verlangen. Sie wissen jedoch, dass das nicht gut für sie wäre. Sie würden sich dabei selbst immer wieder in eine Opferrolle bringen, in Abhängigkeit bleiben und könnten so nie beginnen, Verantwortung für das eigene Leben zu übernehmen. Sie wissen, dass sie mit Schuldzuweisungen nicht weiterkommen und dies auch einen Nährboden für weitere Gewalt darstellen würde. Indianer wissen aber auch, dass es wichtig ist, sich die eigene Vergangenheit anzusehen und sich damit zu beschäftigen. Sich mit der Geschichte des eigenen Stammes, der Indianer oder des Landes zu beschäftigen, gehört dazu, um die Gegenwart besser zu verstehen und daraus lernen zu können. Es ist aber ebenso wichtig, sich mit der eigenen Vergangenheit,

seinen Ahnen, zu beschäftigen, um alte Wunden und Blockaden auflösen zu können und Kraftquellen frei zu machen.

„Anderen an seinem Unglück die Schuld geben, ist ein Zeichen von Dummheit, sich selbst die Schuld geben, ist der erste Schritt zur Einsicht; weder anderen noch sich selbst die Schuld geben, ist ein Zeichen von Weisheit."
Epiktet

7. Mit deiner Denkweise beginnt alles. Sie ist das Wichtigste im Leben. Denke einfach und lebe einfach.

Indianer leben in einer Welt von Symbolen und Bildern, in der das Geistige, Träume und Visionen mit dem Alltäglichen eins sind. Sie glauben, dass alles mit der eigenen Denkweise beginnt. „Wenn du einfach denkst, dann wird dein Leben einfach. Denkst du aber kompliziert, siehst überall Probleme und Fehler, so wird dein Leben auch so", sagt Hunting Wolf.

Wir in der westlichen, aufgeklärten Welt denken in der Regel vor allem rational, d. h. vernunftgeleitet, abstrakt, auf einen bestimmten Zweck und ein bestimmtes Ziel ausgerichtet. Wir analysieren, planen, begründen in unserem Denken alles logisch und leiten daraus unser Handeln ab. Intuitives Handeln, einfach aus dem Bauch heraus, spontan, ohne großes Nachdenken wird vor allem in der Arbeitswelt eher als unsachlich, unprofessionell und dilettantisch bewertet. Ganz anders in der Welt der Indianer: Sie denken nicht in Wort und Schrift, abstrakt, logisch und in kausalen Zusammenhängen (Ursache, Wirkung), sondern ihre Wahrnehmung und Wahrheit konzentriert sich auf Gefühle, Bilder, Symbole und Träume. Vergleichbar mit der magischen Kindheitsphase bei Kindern in der Kindergartenzeit: Kinder im Vorschulalter, zwischen 4-7 Jahren leben ganz im Hier und Jetzt, leben vor allem über ihre Gefühlswelt und Gesellschaftliche können noch nicht logisch denken. Ihre Gedanken sind wenig logisch, sie können noch kein Ursache-Wirkungs-Prinzip erkennen. Sie leben ausschließlich in der momentanen Gegenwart. Ganz genau so ist die Wahrnehmung der Indianer! Sie nehmen nicht wahr, dass das kochende Wasser zum Himmel aufsteigt und wieder zur Wolke wird oder das Feuer von der Sonne kommt und uns alle wärmt, Menschen, Tiere, Bäume. Sie leben ausschließlich im Hier und Jetzt und alles um sie herum formt sich auf magische und wunderbare Art und Weise. Nur was sie erleben und erfahren, können sie in ihre Denkweise integrieren und sich daran erinnern.

Das Fleisch erinnert einen Indianer an vierbeinige Geschöpfe, unsere Brüder, die uns Nahrung geben, damit wir leben können. Denkst du auch so? Ich erinnere mich gut daran, als meine damals 4-jährige Nichte Mona am Mittagstisch ganz entsetzt war, als Oma verkündete, dass es Ente zum Essen gibt. Sie riss ihre kleinen blauen Augen weit auf und ich sah ihr an, dass sie an die Enten im Stadtpark dachte, die wir regelmäßig besuchten. Mona war damals völlig entsetzt und wollte das Fleisch nicht essen. Wenn ich an uns Erwachsenen denke: Wir trennen einfach die Zusammenhänge. Ich füttere die Enten im Park, denke jedoch beim Essen einer Ente nicht unmittelbar an das Tier selbst, sondern an den Geschmack, die Zubereitung und ich hinterfrage vielleicht noch die Herkunft des Fleisches. Das Tier selbst, die schöne gefiederte Ente mit ihrem lustigen Schnabel, habe ich jedoch beim Essen nicht vor Augen. Wer bedankt sich beim Essen beim Tier, weil es für uns sterben musste? Also ich kenne niemanden.
Das Gesetz der Resonanz, auch Gesetz der Anziehung genannt, besagt Ähnliches. Kennst du das? Dieses Gesetz besagt, dass deine Gedanken mächtig sind, da sie dein Verhalten, Handeln und tatsächlich auch das Verhalten deines Umfelds bestimmen. Alles, was dir passiert, hat mit deinem eigenen Denken zu tun. Bekannt ist hierzu auch

das *Gesetz der sich erfüllenden Erwartung*, auch „Self-fulfilling Prophecy" genannt, was bedeutet, dass das, was du erwartest (auch wovor du Angst hast), auch eintritt. In dem Moment, in dem du gedanklich ein bestimmtes Ziel anstrebst, arbeitest du unbewusst darauf hin. Wenn du die ganze Zeit davor Angst hast, dass du mit deinem Auto gegen einen Randstein fahren wirst, so wirst du dies auch irgendwann „schaffen". Wenn du dir nichts sehnlicher wünschst, als ein eigenes Haus zu haben und zudem davon überzeugt bist, dass du dies eines Tages haben wirst, so wirst du es eines Tages auch haben. Ähnlich ist es bei den „Wünschen an das Universum" oder dem berühmten Placebo-Effekt: Du wünschst dir etwas und glaubst fest daran, also ziehst du es genau durch dein Denken und Handeln unbewusst an. Klingt verrückt, oder? Aber es ist tatsächlich so, dass du mit deinen Gedanken deine eigene Realität schaffst. Denkst du einfach, so ist dein Leben einfach. Denkst du kompliziert, so wird auch dein Leben so.

„Ein Indianer saß am Fluss und angelte.
Da kam ein weißer Mann daher und sagte zu ihm:
Warum gehst du nicht arbeiten? Du kannst Geld verdienen, dir ein Haus kaufen, eine Familie gründen, kannst ein großes Auto fahren. Du könntest wirklich ein gutes Leben führen. Dann fährst du in den Urlaub, zum Beispiel an einen Fluss zum Angeln. Der Indianer antwortet: ‚Ja, weißer Mann, du hast recht. Das könnte ich tun.
Aber ich sitze ja schon an einem Fluss und angle.'"
Indianische Weisheit

8. Nimm dir Zeit für dich, in der du zu dir kommen kannst.

Das Wichtigste im Leben ist, dass du dir Zeit für dich nimmst, so Hunting Wolf. Fange an, etwas zu tun, was du gerne tust, fernab von jedem öffentlichen Sinn, Ziel oder Zweck. Einfach nur, was dir Spaß macht. Spiele Flöte, bastle eine Weihnachtskrippe oder mache einen Spaziergang zur nächsten Kirche. Wenn dir gerade nichts dergleichen einfällt, dann langweile dich. Langeweile ist das Beste, was du tun kannst. In dieser Zeit bist du ganz auf dich selbst geworfen, hast nur dich allein und kommst in die Tiefe deines Seins, wo deine echte Kreativität und Schöpferkraft, dein ganzes SEIN liegen. Tue das, was dir deine innere Stimme sagt, worauf du Lust hast und wenn es dir oder anderen noch so belanglos erscheint. Du hast Lust, etwas aus dem Weinkorken zu basteln? Dann tue es! Du hast Lust, mal wieder zu deiner alten Schule zu fahren? Dann mache es! Die besten Ideen und Projekte fangen oft mit Langeweile an, wusstest du das? In dem Zustand der Leere, des Loslassens und der Entspannung entspringen manchmal tolle Gedanken und Projekte. Oder aber du brauchst die Zeit, um Kraft zu schöpfen oder damit etwas Neues in dir wachsen kann. Sich einfach mal treiben lassen, einen Vormittag zu vertrödeln, ist effektiver, als du denkst. In dieser Zeit der Leere, der Orientierungslosigkeit und Verwirrung spürst du dich selbst, all deine Gefühle, was du möchtest oder auch nicht. In leerer Zeit kann so viel Wertvolles entstehen, z. B. auch eine Lösung, wie du dich von dem abgrenzen kannst, was du nicht magst. Jeden Sonntag im Haus arbeiten? In der Stille und Leere kannst du auch gut Klarheiten entwickeln, z. B. ein klares „Nein“ zu Hausarbeiten am Sonntag, da du viel lieber den Tag mit einem lieben Menschen verbringen möchtest.

Die erfolgreichen Buchautoren Volker Klüpfel und Michael Kobr sind seit vielen Jahren gute Freunde und langweilten sich zusammen auf einer Autofahrt. Sie fantasierten herum, blödelten während der Fahrt und hatten dabei ein paar Ideen für einen Kriminalroman, den sie zusammen schreiben würden. Das war auf der Fahrt einfach nur Spinnerei! Volker Klüpfl war damals Redakteur der Allgäuer Zeitung und Michael Kobr Realschullehrer. Aus der Langeweile und Spinnerei wurde irgendwann Ernst und sie setzten ihre Gedanken in die Tat um. So entstanden unzählige Allgäu-Krimis von den beiden Freunden. Doch

es ging noch weiter. Seit 2009 wurden insgesamt 5 Kluftinger-Bände verfilmt.
Fazit: Zeit für dich lohnt sich immer, einfach SEIN, du selbst sein. Zeit nur für dich! Wie ein Indianerhäuptling alleine in der dunklen Nacht am lodernden Feuer.

„Wenn du entdeckst,
dass du ein totes Pferd reitest,
steig ab.“
Dakota-Indianer

9. Höre auf deine innere Stimme.

Die innere Stimme ist wie ein Wegweiser der eigenen Seele. Die Seele befindet sich nach dem Glauben der Indianer im Bauch, der große Geist im Kopf, so Hunting Wolf. Alle Dinge haben nach dem Glauben der Indianer eine Seele, dies gilt sowohl für Lebewesen wie auch für Pflanzen und die sogenannten „unbelebten Dinge“, wie wir sie nennen. Hiermit sind zum Beispiel Steine gemeint, herumliegendes Holz oder andere Gegenstände. Die Indianer nehmen sich Zeit und Raum für sich und ihre Seele, um zu hören, was sie ihnen zu sagen hat. Jedoch kann ich diese Stimme nur hören, wenn ich mir Zeit nehme und in mich hineinhöre, mit mir selbst rede und Fragen stelle. Die eigene innere Stimme, die eigenen Gefühle haben eine Botschaft an dich und führen dich zu deiner Wahrheit, zu deiner Persönlichkeit und deinem Lebensweg.

„Und wo soll sie sein, diese innere Stimme?“, fragst du jetzt vielleicht. Oder: „Wieso soll ich auf meine innere Stimme hören, ich habe doch meinen Kopf zum Denken? Ist das nicht alles Hokuspokus?“

Nein, ist es nicht. Schon als Baby und Kleinkind wird uns in der Regel abtrainiert, auf uns selbst zu hören, weil wir das machen sollen, was andere wollen. Später wird Kindern und Jugendlichen immer wieder vermittelt, vernünftig zu sein. Auf ihren Kopf und die Logik zu hören. „Was ist richtig, was ist falsch?“, lautet hier die Frage. Doch darum geht es bei der inneren Stimme nicht. Es geht darum, was für *dich* richtig ist, was deine Entscheidungen sind, wohin es dich im Leben drängt und was für dich bedeutend ist. Deine innere Stimme ist ein wichtiger Freund, eine Freundin für dich. Vor allem wenn die Schule, der Ernst des Lebens, beginnt, wird diese meist leise innere Stimme, schon früh abtrainiert. Die Kinder sollen das machen, was die Erwachsenen sagen und erwarten, auch wenn sie sich dabei verleugnen und einen hohen Preis dafür zahlen müssen. Um gute Noten, Anerkennung, Wertschätzung und Liebe zu bekommen, müssen Kinder toll, klug, sportlich, hilfsbereit sein, später einen angesehenen Beruf erlernen und sich angemessen und vorbildlich verhalten.

Was tun wir nicht alles, um respektiert und geliebt zu werden, anstatt auf unsere eigene innere Stimme zu hören? So haben wir, hast du schon früh gelernt, dich selbst zu verleugnen. Du wunderst dich, dass du keine Kraft hast und zu viel arbeitest? Das würde ich auch bei so einem Leben, das gar nicht das meine ist und in dem ich nur für andere funktioniere. Höre auf deinen Bauch, deine innere Stimme und folge ihrem Ruf. Nur so gelangst du an die Quelle deiner Lebenskraft, die unaufhörlich sprudelt und niemals versiegt.

„Der einzige Tyrann,
den ich in dieser Welt anerkenne,
ist die leise innere Stimme.“
Mahatma Gandhi

10. Behandle alle Tiere mit Respekt.

Ein Indianer ist in seiner Wertvorstellung nicht mehr oder weniger wert als ein Tier. Tiere sind seine Brüder und

Schwestern. Die enge Verbindung zu der Tierwelt bestimmt alle Aspekte des Lebens der Indianer. Jeder Indianerstamm war auf die Tierwelt angewiesen, um zu überleben. Tiere gaben den Indianern alles, was sie brauchten: Felle, Fleisch, Knochen, Federn, Haut und Stoßzähne. Die Tiere waren die Grundlage, damit ein jeder Indianer überhaupt existieren konnte: Sie waren Hauptbestandteil ihrer Nahrung, ihrer Kleidung, sie konnten dank ihnen ihr Werkzeug und ihre Unterkünfte bauen. Auch glauben die Indianer, dass, wenn sie ein Tier respektvoll behandeln, die Kräfte des Tieres auf den Menschen übertragen werden. Tiere sind heilig!

Was kann diese Weisheit für uns heute bedeuten? Nehmen wir uns nicht selbst etwas, etwa unsere eigene Menschlichkeit, wenn wir Tiere schlecht behandeln, sie nur als Nutztiere und Sache ansehen oder gar quälen? Oder fällt vielleicht tatsächlich die Gewalt, die wir Tieren antun, wieder auf uns selbst zurück?
Dazu möchte ich dir eine kleine Geschichte erzählen:

Als Dean mit seinem Fahrrad von seiner Heimat Schottland zu einer Weltreise aufbricht, will er so schnell wie möglich vorankommen und so viel wie möglich von der Welt sehen. Auf einem Berg zwischen Bosnien und Montenegro trifft er in der größten Einsamkeit auf ein kleines schmutziges Kätzchen mit großen Augen. Das Kätzchen miaut sich das Herz aus dem Leib und folgt Dean auf Schritt und Tritt. Dean gibt dem Kätzchen sein letztes Pesto, so hungrig und mager ist die Kleine. Er nimmt das kleine Bündel mit auf sein Fahrrad. Er nennt das Kätzchen Nala und beschließt, da die Kleine ihm auch Tage später noch unaufhaltsam auf Schritt und Tritt folgt, Nala bis zum Ende seiner Reise mitzunehmen. Nala folgt Dean überall hin, kuschelt sich liebend gerne an seinen Hals und, es kommt wie es kommen musste, die beiden werden unzertrennlich. Durch die tiefe Freundschaft zu Nala beginnt Dean sich selbst zu verändern. Als Dean und Nala ihre Reise auf dem Fahrrad fortsetzen, beginnt Dean, die

Welt durch Nalas Augen zu sehen. Er beginnt langsam und immer mehr, ihr Wohl an erste Stelle zu setzen, und stellt irgendwann fest, dass sie es ist, die ihn lehrt, Verantwortung zu übernehmen und erwachsen zu werden. Aber nicht nur das: Sein Leben bekommt plötzlich einen Sinn, er genießt jede Sekunde seines Lebens mit Nala und entwickelt sich selbst zu einer Persönlichkeit, die der Welt etwas zu geben hat. In seinem Bestseller-Buch „Nalas Welt" bedankt sich Dean am Ende bei dem Kätzchen: „Dein Reisegefährte zu sein ist das größte Glück meines Lebens. Danke, dass du da oben auf dem Berg auf mich gewartet hast. "(Nickolson 2020, S. 320)

Weiter sagt er Folgendes über seine Reise: „Bevor ich mich auf diese epische Fahrradreise begab, drohte ich, den falschen Weg in meinem Leben einzuschlagen. Seit ich mich mit Nala zusammengetan habe, hat sie mir einen Lebenszweck und einen Grund gegeben, erwachsen zu werden. Ich bin ein 100 % besserer Mensch durch sie geworden." (Dean Nickolson 2020, Buchcover)

„Wenn du stirbst, begegnest du auf der Brücke,
die zum Himmel führt, allen Tieren,
die deinen Weg zu Lebzeiten gekreuzt haben.
Und diese Tiere entscheiden,
ob du weitergehen darfst oder nicht.'"
Indianische Weisheit

Zehn Weisheiten, die Hunting Wolf explizit in seinem Tipi „Mandarin" angesprochen und betont hat, die jedoch keinesfalls abschließend sind. Ich denke jedoch, dass es sich lohnt, über diese Weisheiten nachzudenken, in unsere Welt zu übertragen und zu überlegen, inwiefern sie unser Leben, unsere Welt bereichern können. Das können sie! Ich selbst merke jedoch, dass ich mir nicht so viele Gedanken machen muss, wie genau ich die Weisheiten umsetzen kann. Wenn ich sie selbst verinnerlicht habe und da-

von überzeugt bin, dann werde ich ganz selbstverständlich mein Verhalten verändern und nach den Weisheiten ausrichten – wo immer es mir möglich ist.
Denn wie bereits erwähnt: Mit deiner Denkweise beginnt alles! Was du denkst, das bist du und das wird dir begegnen.

Menschsein zahlt sich aus

Sich die Erde untertan machen?
Wir denken vielleicht, dass wir Frauen und Herren der Schöpfung uns alles nehmen können von der Erde, der Natur und den Tieren, was uns gefällt, ohne dass der Bumerang irgendwann zurückkommt. Doch ich denke, da haben wir uns getäuscht und wir sehen heute bereits die Auswirkungen, die uns die Indianer schon vor hunderten von Jahren prophezeit haben: Die ganze Umwelt wird so belastet sein, dass es sich in der Lebensgrundlage der Menschen wiederfindet. Das Klima verändert sich, die Nahrung liefert immer weniger Nähr- und Vitalstoffe, Tiere leiden, sterben aus und unsere Nahrung und Luft ist immer mehr kontaminiert.

„Eines Tages wird die Erde weinen,
sie wird um ihr Leben flehen,
sie wird Tränen von Blut weinen.
Ihr werdet die Wahl haben,
ihr zu helfen oder sie sterben zu lassen,
und wenn sie stirbt, sterbt ihr auch."
John Hollow Horn

Geben und Nehmen, ein Prinzip des Lebens
Menschsein auf dieser Erde ist durch Gegensätze geprägt. Wir sind stark, weil wir auch schwach sind, und wir nehmen uns Ressourcen von der Mutter Erde, weil wir unsere

Bedürfnisse stillen müssen. Wir können jedoch nicht nur nehmen, sondern müssen der Umwelt, der Natur etwas zurückgeben. Das wird sich doppelt und dreifach auszahlen: eine Natur, die in Balance ist, mit gesunder Nahrung, einer artenreichen gesunden Tierwelt und klarem frischen Wasser.

Aber nicht nur in Bezug auf unsere Umwelt zahlt sich Menschsein aus, auch in Unternehmen, die vor allem „ihren eigenen Geldbeutel" im Blick haben. Ein Unternehmen, das nicht nur die Arbeitskraft von den Arbeitnehmern nimmt, sondern den Menschen etwas, außer Entlohnung, zurückgibt, wird Wettbewerbsvorteile gegenüber seinen Konkurrenten genießen dürfen. Ein am Wohl des Menschen orientierter Umgang innerhalb eines Unternehmens führt nicht nur zu zufriedenen Mitarbeitern, sondern verstärkt auch die emotionale Bindung der Mitarbeiter zum eigenen Unternehmen. Führungskräfte wie Mitarbeiter beginnen sich mit dem Unternehmen zu identifizieren, stehen voller Überzeugung hinter dem Betrieb. Sie beginnen, sich aus ihrem tiefsten Inneren heraus emotional zu engagieren, im Sinne des Unternehmens zu denken, Konflikte zu lösen und konstruktiv im Team zusammenzuarbeiten. Dies hat jedoch nicht nur immaterielle Auswirkungen, sondern sorgt für einen nachhaltigen betriebswirtschaftlichen Erfolg eines Unternehmens, da die Mitarbeiter aus ihrem tiefsten Inneren heraus motiviert, seltener krank, kreativer und innovativer sind und sich gerne langfristig an das Unternehmen binden. Unternehmen können dadurch nachhaltig ihre Personalkosten senken, Fehltage reduzieren, Fluktuation verringern und ihr Image durch die emotionale Gebundenheit und Zufriedenheit der Mitarbeiter am Markt deutlich aufbessern.

Heller und Pfennig statt innerer Kündigung

Zahlt sich ein am Wohl des Menschen orientierter Umgang innerhalb eines Unternehmens tatsächlich in Heller und Pfennig aus? Sorgen zufriedene und emotional gebundene Mitarbeiter tatsächlich für mehr Effektivität und

Produktivität und weniger Fehltage und Personalkosten? Engagierte und intrinsisch motivierte Mitarbeiter arbeiten effizienter, da sie keinen inneren Widerstand in sich tragen und emotional mit dem Arbeitgeber und dem Unternehmen im Einklang stehen. Diese emotionale Verbundenheit und die Identifikation mit dem Unternehmen machen den großen Unterschied! Denke nur daran, wie ein Arbeitnehmer arbeitet, wenn er innerlich gekündigt hat. Wie hoch werden sein Interesse und sein Einsatz für das Unternehmen noch sein? Wie hoch sind die Kosten für fehlendes Engagement, seine Fehler und Fehltage?

Das Gallup Institut veröffentlichte 2016 seinen Engagement Index Deutschland 2015, in dem Umfragen des Forschungs- und Beratungsinstituts zeigen, dass 14 Prozent aller Arbeitnehmer eine hohe emotionale Bindung zu ihrem Unternehmen haben. 68 Prozent fühlen sich nur gering emotional gebunden und 16 Prozent gar nicht, d. h. sie haben innerlich bereits gekündigt. Laut Gallup ist es für den Arbeitgeber *existenziell*, ob sich die Mitarbeiter dem Unternehmen tief verbunden fühlen oder nicht. Das Gallup Institut konnte so beweisen, dass eine Steigerung der emotionalen Bindung die Produktivität erheblich und nachweisbar verbessert. Eine mangelnde emotionale Verbundenheit hingegen kostet die deutsche Wirtschaft jährlich zwischen 76 und 99 Milliarden Euro – ein schlagendes Argument dafür, dass sich Unternehmen darum kümmern, dass Motivation und Engagement im Unternehmen wachsen. In einem Unternehmen mit 100 Mitarbeitern, in dem sich 85 für nur 15 Minuten/Tag privaten Dingen während der Arbeitszeit widmen (bei veranschlagten 16 Euro Arbeitgeberbelastung/Stunde), bedeutet dies im Jahr Kosten von 78.200 Euro (vgl. Brockhoff/Panreck 2016, S. 14-15).

Emotionale Bindung statt Fehltage

In den meisten Fällen haben die Abteilungen in Unternehmen mit hohen Fehltagen zu kämpfen, in denen große Unzufriedenheit und mangelnde emotionale Bindung an das Unternehmen herrscht. Meist liegen die Gründe dafür bei der Führung. Der Stressreport 2012 der Bundesanstalt für Arbeitsschutz und Arbeitsmedizin belegt, dass schlechte Führungskräfte ihre Mitarbeiter krank machen, da sie für erhöhten Druck sorgen. Wenn Führungskräfte hingegen für inhaltliche und zeitliche Spielräume sorgen sowie gegenüber ihren Mitarbeitern gesprächsbereit und unterstützend sind, so ist mit einer deutlichen Verringerung der Fehlzeiten zu rechnen. Das Gallup Institut aus dem Jahr 2014 belegt zudem, dass die emotionale Bindung des Mitarbeiters unmittelbar von dem Führungsverhalten des direkten Vorgesetzten beeinflusst wird. Die emotionale Bindung an das Unternehmen hat direkte Auswirkungen auf den Krankenstand, so die Gallup-Studie. Tatsächlich weisen Mitarbeiter ohne emotionale Bindung ans Unternehmen fünf Fehltage mehr auf als ihre emotional stark gebundenen Kollegen (vgl. Brockhoff/Panreck 2016, S. 115). Dabei zu bedenken ist, dass jeder Fehltag ein Unternehmen im Durchschnitt 300 Euro kostet.

Konflikte kosten viel Zeit und Geld

Eine Führung, die sich am Wohl der Mitarbeiter orientiert, d. h. Werte wie Menschlichkeit, Menschenwürde und Lebenskraft selbst lebt, fördert ein positives Betriebsklima enorm und nachhaltig. Durch die positive Beziehung im Team werden Konflikte und Probleme schnell gelöst, Reibungsverluste in der Zusammenarbeit auf ein Minimum reduziert und die Leistungsfähigkeit, Kreativität und Flexibilität eines jeden einzelnen Mitarbeiters erhöht. Durch die positiven Arbeitsbeziehungen im Team, zwischen Führungskraft und Mitarbeitern werden alle Abläufe maximal optimiert.

Durch das Vertrauen und die positiven Beziehungen entsteht eine hohe Wirksamkeit im Team, mehr Innovation und Zeit zur Erreichung der Ziele. Gerade der Umgang mit Konflikten ist auf Basis der Gewaltfreien Kommunikation sehr wertschätzend möglich und erlaubt eine schnelle

und zeitnahe Aufarbeitung. „Wehret den Anfängen“ ist bei Konflikten die Devise. Der Anfang der meisten Konflikte liegt in zwischenmenschlichen Missverständnissen und Störungen, die nicht angesprochen, sondern unter den Teppich gekehrt wurden.
Die Konfliktkostenstudie der Wirtschaftsprüfungsgesellschaft KMPG von 2009 besagt, dass rund 25 Prozent des Umsatzes von der Kommunikationsqualität abhängen und ca. 15 Prozent der Arbeitszeit in dem Unternehmen für Konfliktbewältigung verbraucht werden. Auch verbringen Führungskräfte tatsächlich 30 bis 50 Prozent ihrer wöchentlichen Arbeitszeit direkt oder indirekt mit Reibungsverlusten, Konflikten oder mit der Lösung von Konfliktfolgen. Weiter werden Unternehmen finanziell immens durch Mobbing am Arbeitsplatz, eine hohe Fluktuation, Abfindungszahlungen und Gesundheitskosten aufgrund innerbetrieblicher Konflikte belastet.
In Betrieben bis zu 1000 Mitarbeitern entstehen jährlich Konfliktkosten von 100.000 bis 500.000 Euro, in größeren Betrieben können dies auch noch mehr sein (vgl. Brockhoff/Panreck 2016, S. 120).

Kreativität und Innovation statt Angstklima
„Angst essen Seele auf“ ein Film von Rainer Werner Fassbinder aus dem Jahr 1974. Der bekannte Filmtitel besagt nichts anderes, als dass Menschen im Angstgefühl gut zu steuern sind, da sie nur schwer rational denken können, geschweige denn innovativ und kreativ sein können. Ist der Körper durch Alarmbereitschaft angespannt, hat Herzklopfen und kalte Füße, so kann er nicht mehr entspannen. Menschen können jedoch nur kreativ sein, wenn sie sich wohl fühlen und in einem Flow-Zustand sind, d. h. während ihrer Arbeit total entspannt sind. Dieses Gefühl kann nur durch Vertrauen zum Vorgesetzten/Unternehmen entstehen, durch eine offene Fehlerkultur und der grundsätzlichen Wertschätzung jedes Mitarbeiters durch einen Vertrauensvorschuss. Der Mitarbeiter braucht weiter vor allem Rückhalt durch den Vorgesetzten, das grundsätzliche Gefühl des Angenommenseins im Team

und die Wertschätzung seiner Arbeitskraft. Unternehmen tun Gutes dran, Mitarbeiter zu ermuntern und Verbesserungsvorschläge in das Unternehmen einzubringen, da diese den Betrieb tatsächlich von der Basis her kennen. Dem „Autokonzern Daimler brachten die Ideen der Mitarbeiter Einsparungen von rund 70 Millionen Euro“ (Brockhoff/Panreck 2016, S. 120).

Identifikation statt Fluktuation

Treue, emotionale Verbundenheit und Identifikation mit dem Unternehmen senken die Fluktuation in einem Unternehmen erheblich. Personalfluktuationen verursachen hohe materielle und immaterielle Kosten, die ein Unternehmen im ersten Moment meist nicht im Blick hat. „Für ein Unternehmen mit 200 Mitarbeitern ergeben sich nach Berechnung des Gallup Instituts unter den gegenwärtigen Bedingungen jährlich 617.000 Euro Fluktuationskosten.“ (Brockhoff/Panreck 2016, S. 120)

Professor Günther Schust, Dozent an der Universität St. Gallen, kommt zu dem Ergebnis, dass bei dem Wechsel einer Fachkraft Kosten in Höhe von ein- bis zweifachen Jahresgehalt entstehen. Beim Wechsel einer Führungskraft kann man gar vom zwei- bis dreifachen Jahresgehalt ausgehen. Die Studie „Kosten mangelnder Mitarbeiterbindung“ der Unternehmensberatung WIOG Consulting stützt diese Einschätzung. Noch nicht bedacht sind hier die Kosten, die sich nur schwer in Zahlen fassen lassen: Das Know-how, das geht, wenn ein Mitarbeiter das Unternehmen verlässt, sowie der Abbruch der Beziehung zum Kunden, die wieder ersetzt und neu aufgebaut werden muss. Auch bestehende und bewährte Teams müssen sich wieder neu finden und fallen zurück in ihrer Gruppen-Entwicklung. Auch ist es immer schwerer, qualifizierte Fachkräfte auf dem Arbeitsmarkt zu finden, die in das Unternehmen passen. Auch stehen emotional gebundene Angestellte nach außen für ihren Arbeitgeber ein und verfestigen und vertiefen seinen guten Ruf. Diese Mitarbeiter machen hier Marketing mit Sog-Wirkung und werden

Markenbotschafter für das Unternehmen (vgl. Brockhoff/Panreck 2016, S. 120).

Emotional stark gebundene und zufriedene Mitarbeiter sind, wie bereits erwähnt, Gold wert und zahen sich in heller und Pfennig für das Unternehmen aus. Menschsein rechnet sich jedoch nicht nur für das Unternehmen, sondern bereichert auch die Persönlichkeit des Arbeitnehmers selbst. Wenn du auf die Erfüllung deiner Bedürfnisse achtest und gleichzeitig empathisch gegenüber deinen Mitmenschen bist, so wird du sowohl an Lebensqualität wie auch finanziellen Mitteln gewinnen. Das eigene Leben zu leben, aus der Quelle deiner Kraft mit vollen Händen zu schöpfen, wird sich für dich hundertfach in Wohlbefinden, Gesundheit, Lebensglück und finanzieller Freiheit auswirken.

SCAN ME

Gerade wenig Zeit? Dann lade dir jetzt die **SOS-SCHNELL-TIPPS** für mehr Gelassenheit, deine maximale Kraft und gesundheitliche Stabilität herunter! Für Führungskräfte, Arbeitnehmer und alle Menschen wie du und ich. **PLUS Gratis 5 BILDER** aus der eigenen Feder von Margit List aus DIESEM Buch (inkl. Häuptlingin-Bild), kostenlos im DIN A4-Format zum Ausdrucken!

Route 4:
Die 12 Wegweiser auf dem Häuptlingspfad zu deiner inneren Gelassenheit

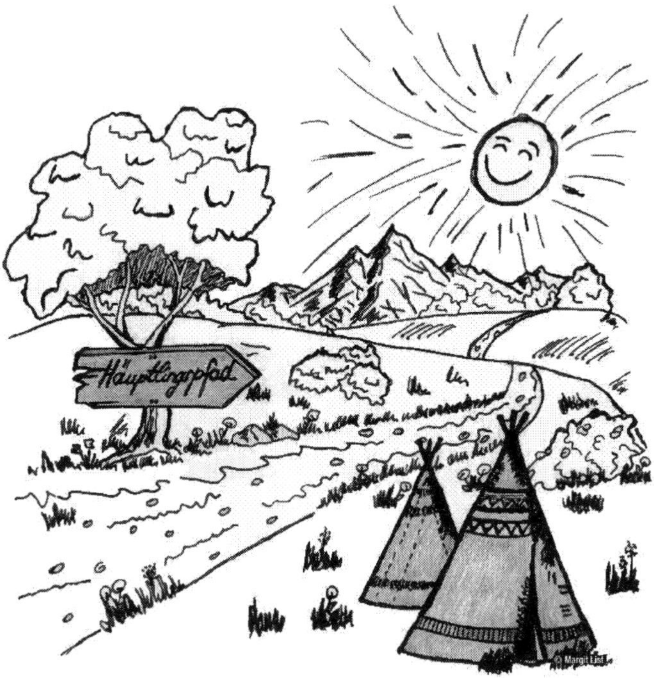

Doch wie verbannst du den ständigen Leistungsdruck von außen und den, den du dir selbst machst, aus deinem Leben? Was kannst du ganz konkret tun? Du möchtest etwas für mehr Gelassenheit, Energie und Produktivität in deinem Leben tun? Du möchtest gelassen, in deiner inneren Ruhe und ausgeglichen bleiben, ganz egal, was passiert? Du möchtest trotz aller Schwierigkeiten im Alltag mit anderen Menschen oder Situationen Haltung bewahren, ein Stück loslassen und nicht in Unruhe, Aufregung und Nervosität geraten? Du möchtest in jeder Situation und Lebenslage cool bleiben und wenn die Wellen auch noch so hochschlagen? Doch wie soll das gehen?

Ich lade dich ein, mit mir Schritt für Schritt den Häuptlingspfad zu gehen, mit ganz konkreten Übungen (rhythmischer Praxis), die spannend sind, aber auch mit Spielen, die dir Freude machen. Wusstest du, dass die Indianer in ihrer Freizeit sehr viel gespielt, getanzt und gesungen haben? Im ersten Schritt möchte ich dir die innere Haltung eines Häuptlings bzw. einer Häuptlingin zeigen und was eine Häuptlingin von sich selbst denkt und glaubt. Denn wie du weißt: Mit der eigenen Denkweise fängt alles an, wir sind das, was wir denken und glauben und gehen damit in Resonanz zu unserer Umwelt. Komme mit mir auf den Häuptlingspfad mit seinen 12 Wegweisern, die dich zu dir selbst, zur Ur-Quelle deiner Kraft bringen, zu mehr Gelassenheit, emotionaler Ausgeglichenheit und innerer Ruhe, ganz egal, was passiert.

Hast du es gemerkt? Es gibt nicht nur den Indianer und die Indianerin, sondern ab sofort auch den Häuptling und die Häutlingin. Es hat sich gesellschaftlich einiges getan, was die Rolle der Frau betrifft. Darum möchte ich hier nun das Wort Häutlingin erschaffen, zumal ich finde, dass Frauen der Häuptlingsschmuck ganz fantastisch steht.

Jetzt geht es los. Es wird richtig ernst, spannend und auch lustig für dich. Jetzt kommt der Häuptlingspfad!

Wegweiser 1:

Überprüfe deine Glaubenssätze

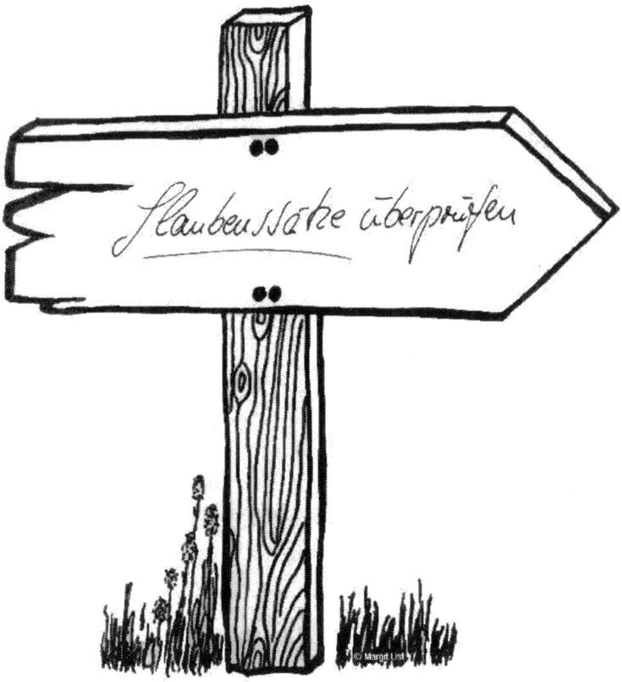

So wie das Denken in Bildern und Symbolen sofort auf deinen Körper Wirkung zeigt und um ein Vielfaches mächtiger ist als abstraktes Wissen und Denken, so wirkt auch das unmittelbar auf dich, was du über *dich und die Welt* denkst und glaubst. Du hast in deinem Kopf sogenannte Glaubenssätze fest installiert, die meist aus der Kindheit kommen, die wahr und handlungsleitend für dich sind. Diese Glaubenssätze können dich grundlegend stärken, sie können aber auch deinen inneren Druck und Stress verstärken. Mit dem Glaubenssatz „Ich kann gut mit Zahlen umgehen“, wirst du im Arbeitsalltag als Buchhalterin leichter und gelassener sein, als wenn du in deinem Kopf den Glaubenssatz „Mädchen tun sich mit Mathematik schwer“ verankert hast. Ein Glaubenssatz ist so etwas wie eine Verallgemeinerung, eine Lebensregel, die wir selbst als DIE WAHRHEIT ansehen, für uns, andere Menschen, die ganze Welt. Glaubenssätze steuern die Form unserer Wahrnehmung, unsere Gefühle und unsere Handlungen im Alltag.

Durch Glaubenssätze schaffen wir uns unsere eigene Realität, unser gesamtes Leben. Glaubenssätze können dich einschränken und schwächen, aber auch unterstützen und stärken. Die Glaubenssätze einer Häuptlingin geben dir echte Kraft, Halt und Orientierung. Sie nehmen Druck und Angst aus deinem Leben. Sie lassen dich aufblühen und geben dir Vitalität, Motivation, Lebensfreude, Selbstvertrauen und Leistungskraft. Aus diesem Grunde habe ich für dich aus dem, was Indianer denken und glauben, 9 Glaubenssätze entwickelt, mit denen du im Alltag immer gelassen und cool bleibst, ganz egal, was auf dich einstürmt. Hier sind alle 9 Glaubenssätze einer Häuptlingin zur Übersicht. Welcher Glaubenssatz gefällt dir besonders gut?

1. Ich selbst und alles auf der Erde ist heilig und wurde durch den großen Geist erschaffen.
2. Ich und alles andere auf der Erde verdienen Wertschätzung.
3. Ich bin genug, ich bin perfekt: Ich bin ein Mensch und ich darf Fehler machen.
4. Ich bin geliebt! Nicht alle Menschen müssen mich mögen.
5. Ich darf schwach sein. Ich darf mich anderen Menschen zumuten und mir Hilfe holen.
6. Ich kann das, ich darf auf mich vertrauen!

7. Alles, was mir im Leben begegnet, hat einen Sinn für mich! Ich kann mich verändern.
8. Ich bin gut genug, genauso wie ich jetzt bin! Andere Menschen dürfen mich auch kritisieren oder ganz ablehnen.
9. Ich bin die Häuptlingin meines Lebens!

Jetzt sehen wir uns alle 9 Glaubenssätze der Reihenfolge nach an. Zuerst, was ein Indianer glaubt, dann dein neuer Glaubenssatz! Welchen magst du am liebsten? Welcher spricht dich spontan an? Achte beim Lesen bitte gleich darauf.

Das glauben die Indianer (1):
► Alles ist heilig und vom Schöpfer erschaffen.

1. Glaubenssatz einer Häuptlingin:

Ich selbst und alles auf der Erde ist heilig und wurde durch den großen Geist erschaffen.

In unserem Sprachgebrauch ist „heilig" ein Wort, das mit Religion in Zusammenhang gebracht wird. Was heilig ist, ist etwas Besonderes, vollkommen und perfekt, verehrungswürdig, unantastbar und nicht zu hinterfragen. Der große Geist ist für die Indianer Herr und Schöpfer der Erde, Vater und Mutter zugleich. Der große Geist ist unsichtbar, geheimnisvoll, wunderbar, heilig und unsterblich. Alles auf der Erde ist von ihm durchdrungen: alle Dinge, Lebewesen und Naturerscheinungen. Der große Geist lebt in ALLEM, ist in den Steinen, in den Blumen am Wegrand und lebt in den Tieren und in der Sonne. Alles auf der Erde, verbunden mit seiner Geschichte, ist heilig. Menschen, Tiere und die Natur sowie die Verstorbenen haben die gleiche Würde.

Können wir uns so eine Denkweise, Haltung überhaupt vorstellen? Ich denke, den Glauben an etwas Höheres können wir uns noch sehr gut vorstellen. Aber dass wir als Mensch die gleiche Würde und Wertigkeit haben sollen wie z. B. eine Blume am Wegrand, erscheint uns doch ein wenig überzogen, wobei der indianische Gedanke „alles ist heilig“ erst einmal sehr schön und einleuchtend klingt, oder?

Der Psychiater Raphael Bonelli betont, dass Religiosität ein Faktor ist, der dem Menschen Stabilität im Leben verleiht. Der Glaube an eine höhere Macht und die Akzeptanz, dass der Mensch eben nicht allmächtig ist, stärkt das psychische Immunsystem des Menschen. Oder umgekehrt: Menschen, die von der Idee des 19. Jahrhunderts, alles sei machbar, immer noch überzeugt sind, „kippen psychisch sehr schnell aus dem Gleichgewicht und geraten in eine Krise“ (Bonelli 2011, S. 2). Die Menschen verlieren schnell ihre innere Sicherheit, wenn sie erfahren, dass eben doch nicht alles im Leben kontrollierbar und machbar ist. Ohne den Glauben und das Vertrauen an eine höhere Macht, dass diese das eigene Leben schützt, bewahrt und ihm Sinn verleiht, kann die psychische Stabilität und das innere Sicherheitsgefühl schnell ins Wanken geraten. Die Psyche des Menschen wird dadurch destabilisiert, das eigene Leben erscheint nicht mehr kontrollierbar ohne Aussicht auf Hoffnung, Schutz und Rettung.

An eine höhere Macht zu glauben ist aus Sicht der Indianer, eines Psychiaters und auch der Resilienzforschung sehr zu empfehlen, wenn du stark durchs Leben gehen möchtest.

Jedoch halte ich, auch wenn ich an eine höhere Macht, an Gott glaube, den Gedanken weiterhin für schwierig. Alles auf der Erde ist heilig, ja. Aber die Vorstellung, dass eine kleine Pflanze oder beispielsweise ein Vogel gleich viel wert sei wie ich und die gleiche Würde haben soll? Das finde ich schwierig. Zu sehr bin ich von dem Begriff Menschenwürde geprägt und auch überzeugt. Welches Leben rette ich, wenn es „Spitz auf Knopf“ steht, zuerst? Das

Leben des Tieres oder das des Menschen? Eines ist jedoch sicher: Wir Menschen brauchen die Erde, Natur und die Tierwelt zum Überleben, die Erde hingegen braucht uns nicht. Fällt es dann nicht unmittelbar auf uns Menschen zurück, wenn wir es wagen, uns über Mutter Erde zu erheben und sie immer weiter verändern und vernichten? Hat die Sichtweise der Indianer, auf Augenhöhe mit der Natur zu sein, nicht doch seine Berechtigung oder sogar Richtigkeit? Nehmen wir uns als Menschen zu wichtig?

Das glauben die Indianer (2):
► **Alles verdient Wertschätzung.**

2. Glaubenssatz einer Häuptlingin:

Ich und alles andere auf der Erde verdienen Wertschätzung.

Wertschätzung ist ein zentrales Bedürfnis von Menschen, das ich gerne hier ins Zentrum der Aufmerksamkeit rücken möchte. Wertschätzende Kommunikation, so Marshall B. Rosenberg, beginnt bei dir selbst, hört jedoch da nicht auf. Alles fängt zuerst bei dir an! So wie du mit dir selbst umgehst, so wirst du auch mit anderen Menschen, Tieren und der Natur umgehen. Beginne also gerne bei dir selbst. Doch was ist Wertschätzung? Wertschätzung ist weit mehr als Lob, Anerkennung oder ein Kompliment. Wenn wir Wertschätzung ausdrücken, dann nur, um etwas zu feiern, nicht aber um etwas zu bekommen. Wenn du also jemand anderem Wertschätzung zeigst, z. B. indem du ihm ein Geschenk machst, dann nur mit der einzigen Absicht, dem anderen zu zeigen, wie dein Leben durch den anderen schöner und reicher wurde. Wertschätzung bedeutet feiern! Du feierst, dass es den anderen gibt, dass er es ist, der dein Leben verschönert und bereichert (vgl. Rosenberg 2005, S. 203).
Durch das Wörtchen „Danke“ drückst du im Alltag nichts anderes aus als Wertschätzung, eine Freude, ein Fest in

deinem Inneren, zu dem der andere beigetragen hat. Durch ihn wurde dein Leben reicher, schöner, lebenswerter. Das ist Wertschätzung! Wertschätzung wird ausgedrückt durch Kommunikation. Wie du sicher weißt: „Man kann nicht nicht kommunizieren“ (Paul Watzlawick). Du bist also gegenüber dir selbst und anderen Menschen wertschätzend oder eben nicht. Eines ist jedoch sicher: Wertschätzung muss bei dir selbst beginnen! Du verdienst Wertschätzung. Wie oft feierst du dich? Feierst du deine Erfolge? Bist du dankbar, dass du gesund bist, jeden Tag ohne Schmerzen aufstehen kannst? Wie behandelst du dich? Nimmst du deine Gefühle und Bedürfnisse ernst? Sorgst du für dich? Hörst du auf deine innere Stimme? Aber das Wichtigste ist, dass du glaubst, dass du selbst Wertschätzung verdient hast. Glaubst du das?

Die Indianer glauben jedoch nicht nur, dass wir Menschen Wertschätzung verdient haben, sondern ebenso jedes Tier, alles in der Natur und jedes Ding. Alles auf der Mutter Erde ist wie ein Geschenk an dich und verdient Wertschätzung. Wann feiere ich, dass ich jeden Tag zu essen, eine warme Wohnung, eine Arbeit habe? Wir werden von Mutter Erde beschenkt, doch beschenken wir sie auch? Zeige ihr Respekt, so dass sie sich wieder erholen und erneuern kann. Arbeitest du bis zur Erschöpfung und beutest deshalb dich und dein Lebensumfeld aus, weil du für nichts anderes mehr Kraft hast, als zu arbeiten? Wirf dir das jedoch nicht vor, denn so wurden wir meist erzogen und geprägt. Wichtig ist nur, dass wir beginnen, anders zu denken und zu glauben: Alles auf der Erde verdient Würde, Wertschätzung und Beachtung.

Das glauben die Indianer (3):
► **Du bist perfekt.**

<u>3. Glaubenssatz einer Häuptlingin:</u>

Ich bin genug, ich bin perfekt: Ich bin ein Mensch und ich darf Fehler machen.

Eine Häuptlingin glaubt, dass du genau im Hier und Jetzt perfekt und vollkommen bist. Du musst nicht erst etwas tun, damit du gut genug bist. Du musst nicht erst abnehmen, eine bestimmte Prüfung abgelegt oder dein eigenes Geschäft aufgebaut haben. Nein, ganz genau in dem Moment im Hier und Jetzt bist du gut, du bist genug, prima, einfach perfekt für diese Welt und ein Geschenk für andere Menschen. Du musst nichts tun. Du bist klasse, einfach Hammer! Schaue dich im Spiegel an? Was hast du bisher in deinem Leben alles geschafft? Wer ist froh, dass es dich gibt?

Das Geheimnis einer Häuptlingin liegt im SEIN! Einfach am Feuer sitzen und sein! Denn: Sie ist vollkommen erschaffen worden! Sie ist Mensch und darf deshalb auch Fehler machen, wie wir in unserer Welt sagen. Doch ist das tatsächlich ein Fehler? Oder war es nur einfach das bestmögliche Verhalten zu genau diesem Zeitpunkt? Gerade in der Mathematik ist mir aufgefallen, als ich als junge Studentin Schüler und Schülerinnen Mathe-Nachhilfe gegeben habe, dass viele Ergebnisse meiner Schüler und Schülerinnen gar nicht falsch waren. Sie sind nur auf ihrem Denk- und Rechenweg vorzeitig stehen geblieben, hatten einen wichtigen Schritt vergessen oder hatten sich schlichtweg verrechnet. Der Weg zur Lösung war meist zu 80 Prozent richtig, nur das Ergebnis falsch. Ist das deshalb gleich ein Fehler? Sind Fehler in der Ausbildung, im Alltag oder in der Arbeit nicht einfach nur eine Aufforderung, achtsamer zu sein oder sich weiterzuentwickeln? Deshalb sind Fehler wertvoll, um dazuzulernen und sich zu entwickeln. Ich habe irgendwann begonnen, mir Fehler zu erlauben, offen dazu zu stehen, wenn mir einer passiert ist, und mich darüber sogar zu freuen. Hurra, ein Fehler! Hurra, ich bin ein Mensch und darf dazulernen und an der Lösung arbeiten! Lustigerweise habe ich seitdem das Gefühl, viel weniger Fehler zu machen. Wenn es doch passiert, gehe ich zu meinen Mitmenschen und sage: „Oh, schau, ich habe da einen Fehler gemacht.“ Wie klingt das für dich?

Aus diesem Grund ist es ein großer Fehler, keine Fehlerkultur im Unternehmen zu haben. Die Denkhaltung, alles zu 100 Prozent richtig und schnell machen zu müssen und alles perfekt können zu müssen, bringt viele Menschen in der Arbeitswelt an den Rand des Burnouts. Der hohe Selbstanspruch, allein perfekt überall funktionieren zu müssen, ist für Menschen extrem anstrengend und aufreibend und verhindert kreative Ideen, mutige Entscheidungen und Spaß an der Arbeit.

Das glauben die Indianer (4):
▶ **Du bist geliebt.**

4. Glaubenssatz einer Häuptlingin:

Ich bin geliebt! Nicht alle Menschen müssen mich mögen.

Eine Häuptlingin lebt in der unerschütterlichen Gewissheit, dass sie vom großen Geist geliebt und ein wichtiger Teil von Mutter Erde, der Natur ist. Dieser tiefe Glaube, gewollt, geliebt und auf der Erde angenommen zu sein, gibt einer Häuptlingin Lebenskraft und Zuversicht, schenkt ihr das Gefühl der Geborgenheit und macht sie innerlich gelassen und ruhig. Ganz tief in ihrem Herzen. Eine Häuptlingin fühlt sich nie allein, auch wenn sie keinen Menschen mehr um sich hat. Sie lebt in der Liebe für sich, ihre ganze Umwelt und vor allem liebt sie ihren Stamm. Sie führt diesen mit all ihrer Hingabe, ihren Werten und Regeln als Vorbild, Richterin und Beschützerin.

Der Mensch, das sagte schon Aristoteles, ist kein Einzelwesen, sondern ein Gemeinschaftswesen. Wir brauchen andere Menschen, ihren Spiegel, damit wir unsere Identität entwickeln können, unser ICH ausbilden können. Das sagte schon Martin Buber: „Der Mensch wird am Du zum Ich!“ Geliebt fühlen wir uns durch andere Menschen, die uns in unserer einmaligen Persönlichkeit annehmen und erfreuen. Das vermittelt uns Menschen ein Gefühl der Geborgenheit, aber auch den Glauben, von einer höheren Macht gewollt und geliebt zu werden.

Das Gefühl von Geborgenheit ist für uns Menschen existenziell. Erwachsene und Kinder sehnen sich danach, brauchen Geborgenheit, um sich ganz und gar fallen zu lassen und entspannen zu können. Nur wenn wir immer wieder ganz entspannt sind, werden unsere Abwehrkräfte gestärkt, unser Atemrhythmus verlangsamt sich und die Musekelanspannung nimmt ab. Wir kommen wieder zu uns selbst, spüren unsere Gefühle und Bedürfnisse und können unserer inneren Stimme lauschen. In der Kindheit wird bereits der Grundstein für das Gefühl der Geborgenheit gelegt. Es muss aber im Erwachsenenalter immer wieder neu „erschaffen“ werden. Nur wenn wir gelassen oder ganz entspannt sind, können wir kreativ, innovativ und wirklich humorvoll sein. Dann können wir in einen Flow kommen und die Zeit vergessen. Geborgenheit bekommen wir über Sicherheit, Schutz, menschliche Wärme, Vertrauen, Akzeptanz und Liebe. Es ist dieses Wärmegefühl, in das wir uns fallen lassen, auftanken und neue Kräfte sammeln können. Indianer versuchen, das Gefühl immer wieder herzustellen: durch tiefen Glauben und Rituale, die dem Menschen Sicherheit, Halt und Orientierung im Leben geben. Geborgenheit, ein Zustand, in dem wir uns angenommen, geliebt, sicher und behütet fühlen. Ein warmes Gefühl durchfließt unseren Körper und unsere Seele. Wir erleben eine tiefe Entspannung, inneren Frieden und Wärme, als würde die Welt für einen Moment stillstehen, wie damals im Arm unserer Mutter, an ihrer Brust. Das Gefühl der Geborgenheit ist wunderschön!

Dein Glaube versetzt Berge: Du bist geliebt!
Es ist und es wird sein, was du glaubst.

Das glauben die Indianer (5):
► **Du darfst schwach sein.**

5. Glaubenssatz einer Häuptlingin:

Ich darf schwach sein. Ich darf mich anderen Menschen zumuten und mir Hilfe holen.

Weil du Mensch bist, darfst du schwach sein. Nur wenn du auch schwach bist, kannst du wieder stark sein. Eine Häuptlingin glaubt an die Gesetze der Natur. Nur weil es die Nacht gibt, gibt es den Tag. Nur weil es den Tod gibt, gibt es das Leben. Alles ist im Fluss und in der tiefsten Nacht entspringt der Keim für den Tag. Mit dem Tod entspringt wieder neues Leben. Ein ständiger Kreislauf, ein Auf und Ab! Aber darf das sein? Wir in unserer Kultur bewerten Schwäche wie krank sein, eine Behinderung haben, Erschöpfung als etwas Negatives. Das Idealbild eines Menschen ist der leistungsstarke, gesunde Mensch ohne jegliche Beeinträchtigung.

Bei Marshall B. Rosenberg gibt es keine Bewertungen, keine negativen oder positiven Gefühle. Für den US-amerikanischen Psychologen (Entwickler des Konzepts der Gewaltfreien Kommunikation) ist jedes Gefühl wertvoll und Ausdruck von erfüllten oder unerfüllten Bedürfnissen. So weisen Gefühle wie Erschöpfung, Traurigkeit oder Langeweile auf unerfüllte Bedürfnisse hin, Gefühle wie Freude, Gelassenheit und Stolz dagegen auf erfüllte Bedürfnisse. Dem ist nichts mehr hinzuzufügen. Ein Gefühl der Schwäche darf also sein. Du darfst schwach sein, denn du bist Mensch!
Das Gefühl Schwäche weist dich auf ein Bedürfnis hin. Es hat eine Botschaft an dich. Du brauchst mehr Ruhe, mehr

Freizeit? Du lebst dein Leben zu schnell? Du brauchst Unterstützung, allein ist das alles zu viel für dich? Hole dir, was du brauchst. Nimm dir die Zeit, die du brauchst. Wir dürfen uns auch Hilfe von anderen holen, denn wir sind Sozialwesen und dürfen andere Menschen brauchen und uns ihnen zumuten.

Das glauben die Indianer (6):

▶ **Du kannst etwas.**

6. Glaubenssatz einer Häuptlingin:

Ich kann das, ich darf auf mich vertrauen!

Hast du schon einmal eine Häuptlingin voller Selbstzweifel gesehen, die ängstlich mit hochgezogenen Schultern sagt: „Ich kann das nicht!"? Also ich noch nicht und ich merke, dass ich bei dem Gedanken lachen muss. Nein, so etwas gibt es nicht. Warum? Eine Häuptlingin tut nur das, was sie will, wovon sie überzeugt ist, in vollem Vertrauen, dass sie das kann und auch schaffen wird. So wie Charlie Chaplin sagte: „Man muss an sich selbst glauben, das ist das Geheimnis."

Durch dein Denken, dein Glauben schaffst du dir deine reale Welt. Das erkannte schon Pablo Picasso: „Wer denkt, er kann, kann, und wer denkt, er kann nicht, kann nicht."

Ich erinnere mich noch sehr gut an meine Kindheit. Ich bin auf jeden Baum geklettert und habe Flüsse über liegende Bäume überquert. Keine Sekunde zweifelte ich daran, dass ich es schaffen könnte. Mir war klar: „Ich kann das!" Heute kann ich immer noch sehr gut balancieren, traue mich jedoch nicht mehr über einen Fluss oder eine Schlucht zu balancieren – selbst wenn fast nichts passieren könnte, weil z. B. der Abgrund nur einen Meter beträgt und das Wasser nicht tief ist. Was könnte nicht alles passieren? Genau da ist er, der Gedanke, die Vorstellung und ich verliere meine Sicherheit, bekomme Angst. Ganz klar, dass ich heute davor Angst habe, auf Bäume zu klettern oder über Flüsse zu balancieren. Was ist, wenn ich herunterfalle?

Das glauben die Indianer (7):
▶ **Du kannst dich verändern.**

<u>7. Glaubenssatz einer Häuptlingin:</u>

Alles, was mir im Leben begegnet, hat einen Sinn für mich! Ich kann mich verändern.

Warum passiert mir das? Warum gerade mir? Warum passiert mir das immer wieder? Kennst du solche Fragen? Ich kenne sie gut. Denn ich habe sie immer wieder einer Freundin von mir gestellt. Ihre Antwort war folgende: „Weil es dein Lebensweg ist und deine Aufgaben sind, die du lösen sollst. Gewisse Dinge kommen immer wieder, weil du etwas lernen sollst."

Das Geheimnis ist hierbei das tiefe Vertrauen, dass alles, was dir im Leben begegnet, einen Sinn für dich hat, dir gewisse Probleme nicht zufällig begegnen und Veränderungen im Leben nicht einfach so passieren! Wissenschaftler fanden heraus, dass starke Menschen ihr Schicksal annehmen und nicht damit hadern, sondern bereit sind, die neue Situation, wenn auch unangenehm, zu akzeptieren und das Beste daraus machen (vgl. Berndt 2016, S. 72). Betrachte dein Leben wie ein großes Abenteuer. Nichts passiert aus Zufall. Du bist stark genug, um die Herausforderungen des Lebens prima zu meistern. Denn: Es ist das, was du brauchst, um zu lernen. Es ist alles zu deinem Besten. Du merkst schon, Angst oder Vorsicht gehören zwar zum Leben. Es gibt aber keinen Grund, irrationalen Ängsten nachzugeben. Also: Auf zu neuen Ufern, in das Abenteuer deines Lebens. Alles, was dir begegnet, hat einen Sinn und du kannst lernen. Du kannst dich verändern.

Das glauben die Indianer (8):
► **Du bist genug.**

8. Glaubenssatz einer Häuptlingin:

Ich bin gut genug, genauso wie ich jetzt bin! Andere Menschen dürfen mich auch kritisieren oder ganz ablehnen.

Eine Häuptlingin hat in erster Linie den Wunsch, dem großen Geist zu dienen, ihm zu gefallen und seine Anerkennung zu bekommen. Anerkennung von anderen Menschen zu bekommen ist Indianern nicht wirklich wichtig. Eine Häuptlingin vertraut ihrer inneren Stimme, dem Klang der Natur, ihren Gedanken, Visionen und Träumen. Sie fühlt sich vor allem der Erde gegenüber verpflichtet, diese nicht zu verletzen, ihr Anerkennung, Wertschätzung und Respekt zu zollen. Dass sie bereits genug, perfekt und vollkommen ist, steht außer Frage. Für sie gibt es keinen Ehrgeiz oder kein Streben nach Mehr, sondern nur die Verpflichtung, die Melodie ihres eignen Lebens zu leben bzw. zu spielen. Hast du schon einmal eine Häuptlingin gesehen, die Flöte spielt? Es ist ein Genuss, ihr zuzuhören. Hunting Wolf spielt in seinem Tipi sehr gerne auf seiner Holzflöte und beim Zuhören kannst du nicht anders, als in tiefe Trance, schöne Träume und Visionen zu fallen, ganz tief in dich selbst hineinzuversinken, ganz ähnlich wie an einem Lagerfeuer, von dem du deinen Blick nicht mehr abwenden kannst. Es ist der Blick in die Tiefe deiner selbst, in dein tiefstes Inneres, in dein Herz und deine Seele, in der so viel Glanz und Schätze liegen.

Anerkennung ist sehr viel mehr als ein Lob, das eine Mutter ihrem Kind gibt, weil es brav sein Zimmer aufgeräumt hat. Anerkennung erfolgt auf Augenhöhe, ist voller Achtung, Respekt, Würdigung und Akzeptanz gegenüber anderen oder aber gegenüber sich selbst. Wir Menschen brauchen, wie eine Rose die Sonne, Anerkennung von unseren Mitmenschen, so Marshall B. Rosenberg. Echte Anerkennung werde ich jedoch nur in dem Maße und in der Qualität bekommen, wie ich selbst in der Lage bin, mir selbst Anerkennung zu schenken. Anerkennung fängt also wieder zuerst bei dir an. Du bist genug, genau im Hier und Jetzt, so wie du bist. Du musst nicht erst noch eine Weiterbildung machen, abnehmen oder verheiratet sein. Nein, genau jetzt in dem Moment, in dem du diese Zeilen liest, bist du genug und vollkommen. Du kannst „Nein" sagen, wenn du etwas nicht möchtest. Du darfst dein Leben leben. Andere Menschen sind anders. Sie müssen dich nicht gut finden, dich nicht mögen und dürfen auch Kritik an dir üben. Das ist der Preis, wenn du dich dafür entscheidest, du selbst zu sein.

Das glauben die Indianer (9):
► **Du bist die Anführerin deines Lebens.**

9. Glaubenssatz einer Häuptlingin:

Ich bin die Häuptlingin meines Lebens!

Die Häuptlinge trugen in einem Indianerstamm meist den auffälligsten Federschmuck, darum auch Häuptlingsschmuck genannt. Die Federhaube stand für große kämpferische Leistungen, jede Feder war eine im Krieg errungene Auszeichnung. Ein Krieger war jedoch nicht nur tapfer, erfahren und mutig, sondern auch weise, da nur ein weiser Anführer eine Schlacht gewinnen konnte. Der Federschmuck kann auch mit einem Orden verglichen werden, an dem genau abzulesen ist, wie viele und welche Heldentaten ein Häuptling erbracht hat.

Möchtest du die Anführerin deines eigenen Lebens sein,

bestimmen, was dir im Leben wirklich wichtig ist, wie du leben möchtest und dies auch über Entscheidungen und Handlungen umsetzen? Möchtest du die Verantwortung für dich, deine Gefühle und Bedürfnisse übernehmen? Gar nicht so einfach, diese ganzen Fragen. Hierbei darfst du jedoch nicht denken, was richtig oder falsch ist. Sondern du darfst alleine auf deine innere Stimme, deine Gefühle und deine Sehnsüchte hören. Wie stellst du dir dein Leben vor? Was machst du gerne? Wofür brennst du? Lege alle Vernunft ab und entscheide dich für *dein* Leben. Tue das, was du tun musst, fernab von jeder Fremdbestimmung, Vernunft und von Ratschlägen. Du weißt: Ratschläge sind Schläge. Nur du allein kannst wissen, was gut und das Beste für dich ist. Das macht eine Häuptlingin aus, eine Persönlichkeit, die vorangeht, die ihr eigenes Leben steuert und leitet und keine Sekunde ihres Lebens mit anderen Menschen vergleicht. Denn: Es ist dein Leben! Die Welt braucht dich, denn es gibt dich, da bin ich mir ganz sicher, nur einmal. Habe Vertrauen in dich, deinen eigenen Pfad zu gehen, und sei er auch manchmal noch so schmal, einsam und steinig.

Destruktive Glaubenssätze, Druck und Fremdbestimmung – der Weg in die Krankheit

Bis zum Jahr 2020 werden Depressionen oder affektive Störungen laut Weltgesundheitsorganisation weltweit die zweithäufigste Volkskrankheit sein. Ein perfekter Aufruf für uns Menschen, aus der Resignation, dem Druck und der Fremdbestimmung heraus und ins eigene aktive Leben zu gehen, d. h. Verantwortung für das eigene Leben (Gefühle, Bedürfnisse, Wünsche) zu übernehmen, aber auch für die eigenen Glaubenssätze. Denke daran: Das, was du über dich und die Welt denkst, das ist auch so!

Aber keine Angst, du bist damit nicht allein. Gehe mit mir den Häuptlingspfad zur Quelle deiner Kraft. Es ist gar nicht so schwer und ein sehr schöner Weg, auch wenn er mit Arbeit verbunden ist.

Glaubenssätze, die in deiner Kindheit tief in deinem Inneren eingepflanzt wurden, lassen sich nicht so leicht verändern oder ausradieren. Einfach einen destruktiven Glaubenssatz, wie zum Beispiel „Ich muss immer für meine Mutter sorgen“, durch einen positiven zu ersetzen, ist meist nicht so einfach. Viel zu tief ist der alte Glaubenssatz in uns eingepflanzt und weder würdest du den neuen Glaubenssatz „Ich darf mein Leben leben“ einfach so glauben noch würden ihn dein Gehirn und dein Körper annehmen können. Es ist wichtig, dass du selbst glaubst, was du zu dir sagst. Du musst den neuen Glaubenssatz auch für dich als wahr ansehen können. Klingt logisch, oder?
Aus diesem Grunde habe ich für dich eine Übung entwickelt, mit der du deine alten Glaubenssätze tatsächlich auflösen und in neue umwandeln kannst. Und zwar so, dass es dein neuer Satz ist, den du selbst geschaffen hast und dir selbst auch glauben kannst. Die Übung, das Handwerkzeug für dich, nennt sich Vertrauensfrage und beginnt mit deinem alten Glaubenssatz.

Handwerkzeug: Häuptlingin Großes Vertrauen

Vorgehensweise:

1. Setze dich auf den Boden und schreibe einen negativen Glaubenssatz „Schwarze Feder“ auf einen Zettel, z. B. auf ein Post-it. Lege den Zettel vor dich auf den Boden. Beispiel: Ich kann das nicht. (z. B. Vortrag halten)

2. Überlege dir, an welche Menschen/Institutionen du bei dem negativen Glaubenssatz denkst. Gehe in die Vergangenheit, deine Schulzeit. Wer hat zu dir destruktive Dinge gesagt, dass du heute so über dich denkst? Was ist passiert? Was hat dich verletzt? Schreibe die Personen/Institutionen jeweils auf ein Post-it und lege sie unter den ersten Glaubenssatz „Schwarze Feder“.

Beispiel:
Klassenlehrerin 1. Klasse, Mama, Kunstlehrer 6. Klasse, Deutschlehrer 8. Klasse, Papa.

3. Jetzt erinnere dich an konkrete Situationen aus der Vergangenheit. Was haben die Personen damals zu dir gesagt. Welche Erfahrung hast du konkret gemacht? Schreibe das Gesagte / die Erfahrungen auf ein Post-it und lege den Zettel unter die betreffende Person. Lege also alle Zettel nacheinander untereinander.
Beispiel:
Klassenlehrerin 1. Klasse: „Nimm endlich die rechte Hand zum Schreiben. Stell dich nicht so an!"
Mama: „Deine Schwester konnte das früher!"
Kunstlehrer 6. Klasse: „So ein Geschmiere!"
Deutschlehrer 8. Klasse: Immer wieder war der Aufsatz rot durch-korrigiert, immer wieder schlechte Noten.

4. Beginne nun eine Unterhaltung mit der ersten Person (oder auch der Institution). Stelle ihr Fragen:

- Wieso hast du das damals gesagt?
- Wieso warst du so gemein/böse zu mir?

Wieso? Wieso? Wieso? – Stelle der Person immer weitere Fragen und lausche auf die Antwort, die tief aus deinem Inneren kommt. Was würde die Person jetzt antworten? Nimm einen weiteren Zettel, schreibe die Antworten auf und lege den Zettel wieder unter den vorherigen Zettel.
Beispiel:
Klassenlehrerin 1. Klasse: „Ich wollte, dass du lernst, mit der richtigen Hand zu schreiben. Ich war damals etwas überfordert mit so einer großen Klasse."

5. Frage die Person dann folgende Fragen:

- Was denkst du über mich?
- Kannst du mir vertrauen, mir einen Vertrauensvorschuss geben?
- Was möchtest du mir sagen, mitgeben?
- Wann kannst du mir vertrauen?

Beispiel:
Klassenlehrerin 1. Klasse: „Du machst das schon! Du bist ein tolles Kind."

Schreibe die Antworten wieder auf einen Zettel und lege ihn unter die anderen Zettel.

Spiele die Fragen 2-5 nun bei jeder Person oder Institution durch, bis 4 Reihen (horizontal, Antwort auf die Fragen) vor dir liegen. Ganz oben steht in der Mitte immer noch der schwarze negative Glaubenssatz!
Kommt dir nun ein neuer Glaubenssatz in den Sinn, ein weißer Glaubenssatz? Höre auf deine innere Stimme. Hast du durch die Gespräche mit den Personen/Institutionen einen neuen Glaubenssatz geschaffen? Schreibe den neuen Glaubenssatz „Weiße Feder" auf und setzen ihn nun in die 6. Reihe, ganz unten, ebenfalls in die Mitte.
Beispiel:
„Ich kann das!"

Ein neuer Glaubenssatz „Weiße Feder" ist ein Glaubenssatz, den du nun entwickelt hast, der deine Blockaden auflöst, dich in deinem Alltag leicht wie eine weiße Feder werden lässt! Du hast ihn über eine Konversation mit deiner Vergangenheit neu geschaffen und kannst sehen, dass die Verletzungen in der Vergangenheit meist nichts mit dir zu tun hatten, sondern mit den Grenzen/Überforderungen der anderen Personen oder dem System der Institutionen.

Prima, ganz wunderbar. Um dir selbst und deinen Glaubenssätzen auf die Spur zu kommen, beobachte dich weiter im Alltag. Was hast du für Gedanken, wie sprichst du mit dir selbst?
Möchtest du diese alten Glaubenssätze gerne durch positive und aufbauende Gedanken erneuern? Dann habe ich wieder eine Übung für dich, ein Handwerkzeug, mit dem du aus deinen alten Glaubenssätzen neue machen

kannst. Neue Glaubenssätze, die dein Leben positiv beeinflussen und dich aufblühen lassen.

Handwerkzeug: Häuptlingin Große Stärkung

Vorgehensweise:

1. Nimm dir eine ganze Woche vor, in der du immer wieder deine Glaubenssätze, wie du mit dir selbst sprichst, beobachten möchtest.

2. Lege dir ein kleines Büchlein zu, in dem du alle Glaubenssätze, die du in deinen Gedanken bemerkst, aufschreibst. Auch die positiven!

3. Verbiete dir genau ab diesem Tag Gedanken oder Ausrufe wie „Mensch, bin ich doof" oder „Das kann wieder nur mir passieren". Ab heute ist es verboten, so mit dir zu sprechen. Wenn dir zum Beispiel wieder ein Missgeschick passiert und es dir auf der Zunge liegt, dich selbst kleinmachen zu wollen, sage dir stattdessen: „Ja, ich bin ein Mensch! Hurra, ich bin ein Mensch!"

4. Diesen Ausruf: „Ja, ich bin ein Mensch! Hurra, ich bin ein Mensch!", kannst du dir gerne auch in dein Büchlein schreiben. Zur Erinnerung! Ab jetzt gilt: Sich selbst runtermachen ist verboten!

5. Schaue dir nach einer Woche das Büchlein an. Welche positiven und negativen Glaubenssätze hast du mitbekommen?

6. Ersetze die negativen Glaubenssätze in positive nach der vorherigen Übung „Häuptlingin Großes Vertrauen". Schreibe diese mit einem dicken schwarzen Stift in dein Büchlein, so dass er den alten Glaubenssatz in den Schatten stellt.

Es ist an der Zeit, dich selbst liebevoll bzw. noch liebevoller zu behandeln. Du gehst mit dir selbst oft sehr hart ins Gericht und vergisst manchmal, was du richtig gut machst in deinem Leben! Auch vergessen wir gerne, uns selbst zu verstehen. Du hast einen Grund, warum du diese negativen Glaubenssätze entwickelt hast, und du hast einen Grund, warum du so bist wie du bist. Ein jeder Mensch entwickelt in der Kindheit eine sogenannte Überlebensstrategie, d. h. eine Haltung zu sich selbst und Verhaltensweisen, die als Kind am besten funktionieren, um seine eigenen Bedürfnisse erfüllen zu können. Heute bist du erwachsen und brauchst viele Gedanken und Verhaltensweisen nicht mehr, da du nicht mehr von anderen Erwachsenen abhängig bist.

Der Anfang liegt bei dir! Du wirst sehen: Wenn du beginnst, mit dir selbst anders und liebevoller umzugehen, wirst du das auch mit deinen Mitmenschen können. Dein Verhalten und deine innere Haltung verändern sich langsam gegenüber dir selbst und auch anderen Menschen. Spannend oder?

SCAN ME

Gerade wenig Zeit? Dann lade dir jetzt die **SOS-SCHNELL-TIPPS** für mehr Gelassenheit, deine maximale Kraft und gesundheitliche Stabilität herunter! Für Führungskräfte, Arbeitnehmer und alle Menschen wie du und ich. **PLUS Gratis 5 BILDER** aus der eigenen Feder von Margit List aus DIESEM Buch (inkl. Häuptlingin-Bild), kostenlos im DIN A4-Format zum Ausdrucken!

Wegweiser 2:

Habe Respekt vor deinen Gefühlen

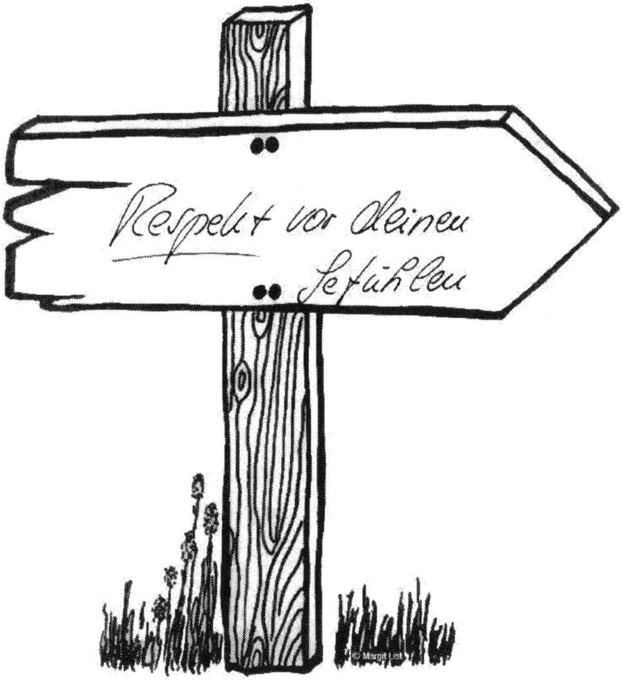

Gelassenheit und Entspannung – ein großer Unterschied
Im Gegensatz zu Gelassenheit ist Entspannung ein Gefühl der körperlichen und psychischen Lockerung mit einem hohen Abfall der körperlichen und psychischen Anspannung. Dein Körper und deine Seele lassen in dem Moment der Entspannung alle belastenden Gedanken, Sorgen

und Probleme völlig los und du bist in einem Zustand des Wohlbefindens. Dein Körper und deine Seele sind in Balance und jede Belastung, Druck oder andere Schwierigkeiten fehlen. Aus diesem Grunde sind wir meist entspannt, wenn wir uns in der Freizeit befinden, weil dann berufliche Belastungen, Zeit- und Leistungsdruck und andere Probleme einfach nicht da sind. Ich denke an einen Spaziergang in der Natur mit einem lieben Freund oder z. B. beim Musizieren: Unsere Gedanken und unser Körper sind ganz und gar in der Freizeitaktivität, wir schalten ab. Alle Probleme und Belastungen scheinen weit weg zu sein.

Ganz anders ist das bei der Gelassenheit. Gelassenheit ist ebenfalls ein Gefühl der inneren Ruhe und Ausgeglichenheit. Sie ist jedoch ein Gefühl des emotionalen Gleichgewichtes, *während* du in Drucksituationen und Schwierigkeiten steckst. Du behältst Ruhe, Haltung, Klarheit und bist in einem Zustand des Wohlbefindens, unabhängig von den äußeren Umständen. Obwohl alles um dich herum im Chaos-, Druck- und Panik-Modus ist, bleibst du cool und gelassen. Ein Traum, oder? Wenn es dein Traum ist, dann ist er zum Greifen nahe. Lies einfach weiter!

„Gelassenheit ist eine anmutige Form
des Selbstbewusstseins.“
Marie von Ebner-Eschenbach

Mit Gefühlen umgehen, anstatt sie zu übergehen

Du merkst bestimmt schon: Im größten Sturm können nur Menschen gelassen bleiben, die gelernt haben, mit Gefühlen, wie zum Beispiel Angst, Wut, Trauer oder Erschöpfung, umzugehen und ihre eigenen Gefühle managen zu können. Wir lernen den Umgang mit Gefühlen meist in der Kindheit, indem uns unsere Eltern vorleben, wie sie selbst mit Gefühlen umgehen. Leider passiert genau da das Fatale, dass wir gerade bei unbequemen Gefühlen lernen, diese wegzudrücken. Gefühle wie Wut,

Angst oder Müdigkeit sind in unserer Leistungsgesellschaft nicht sehr erwünscht und passen nicht in das Bild des perfekten Menschen, der immer lacht, fit ist und unbegrenzt Leistung erbringen kann. So wird das Kind abgelenkt, wenn es traurig ist, oder aufgefordert, aufzuhören zu weinen. Hier lernt das Kind nicht, die Trauer zuzulassen und damit umzugehen, sondern diese zu verdrängen, wegzudrücken.
Mit deinen Gefühlen umzugehen kannst du jedoch auch noch gut im Erwachsenenalter lernen bzw. weiter ausbauen. Das Konzept von Marshall B. Rosenberg eignet sich hierbei meiner Ansicht nach sehr gut, da es einfach ist, gut zu merken und prima in den Alltag übertragen werden kann. Für Marshall B. Rosenberg sind Gefühle *die Kinder* der eigenen Bedürfnisse. Sie haben eine Botschaft, was du, dein Körper und deine Seele, brauchst. Bei Rosenberg gibt es auch keine „negativen" Gefühle, sondern nur Gefühle, die auf erfüllte Bedürfnisse hinweisen oder ein Defizit aufzeigen. Bist du satt, zuversichtlich und erfreut, dann weist das auf erfüllte Bedürfnisse hin. Hast du hingegen Angst oder bist müde, so weist das auf unerfüllte Bedürfnisse hin. Bevor du dich aber mit dem ganzen Konzept von Rosenberg beschäftigen musst, habe ich für dich eine einfache Übung, die du im Alltag anwenden kannst, um herauszufinden, was du brauchst.

Gefühle haben eine Botschaft an dich

Die Erfüllung von Bedürfnissen ist übrigens nach Marshall B. Rosenberg existenziell und lebensnotwendig. Sie bringen dich in deine ganze Kraft. Du solltest also gut auf deine Gefühle hören, wenn du wissen möchtest, was du brauchst. Genau wie bei einer Rose, die Wasser, Sauerstoff und Sonne benötigt, um zu wachsen, so brauchst du zum Beispiel Anerkennung, Erholung, Leichtigkeit und Schlaf. Respektiere deshalb vor allem deine unangenehmen Gefühle. Nimm dir Zeit für sie, denn sie haben die wichtige Botschaft an dich, was du dringend brauchst. Wende dich den Gefühlen zu. Nimm sie an, schätze sie. Sei dankbar, dass sie da sind. Die Verdrängung von unangenehmen

Gefühlen ist wie ein Gift, das du immer wieder „herunterschluckst", sie machen dich traurig, schwach und krank. Zudem kostet es dich enorm viel Kraft, Gefühle wegzudrücken und immer wieder zu verdrängen. Wenn du deine Erschöpfung ignorierst und weitermachst wie bisher, wirst du irgendwann zusammenbrechen. So einfach ist das. Also höre unbedingt auf deine Gefühle. Sie zeigen dir an, was du brauchst, was dir wieder Kraft gibt. Der kompetente Umgang mit all deinen Gefühlen ermöglicht dir Gelassenheit in jeder Situation, egal was passiert, weil es dir gut geht, du deine Gefühle wahrnimmst und darauf achtest, dass deine Bedürfnisse erfüllt sind – wie ein gut genährter und kräftiger Baum sehr gut einen heftigen Sturm überstehen kann.

Hier habe ich für dich eine kleine Atemübung entwickelt, klein, aber fein und hochwirkungsvoll. Ich wende sie selbst immer wieder an. Dies ist ein Handwerkzeug, das du mit ein bisschen Übung zu Hause und auch unterwegs anwenden kannst – einfach zwischendurch, um herauszufinden, was du brauchst. Es ist eine ganz wichtige Übung, die dir zeigt, wie du gut für dich und deine Bedürfnisse sorgen kannst und deine Kraft immer wieder neu auffüllt. Ganz nebenbei bist das übrigens DU, deine Gefühle, das, was du brauchst, eine Persönlichkeit. Es ist dein Weg, ein kleiner individueller Pfad, dein Leben zu leben und deine Gefühle zu respektieren.

Handwerkzeug: Häuptlingin Tiefer Atem

Vorgehensweise:

1. Du setzt dich gemütlich hin, am besten in den Schneidersitz. Du schließt, wenn du möchtest und kannst, die Augen. Atme bewusst, ruhig und tief in deinen Unterbauch ein und aus. Du konzentrierst dich auf deine Atmung, wie sie in den Bauch bis ganz unten fließt. Beantworte nun folgende Fragen:

- Wie fühlst du dich?
- Was brauchst du?
- Magst du dir das holen, was du brauchst?

Nimm dir für jede Frage 5-6 Minuten Zeit und sprich die Antworten leise aus. Deine Seele und dein Körper kennen die Antwort. Vertraue auf deine innere Stimme, auf die Gedanken und Antworten, die jetzt kommen.

2. Wenn die Zeit um ist, ca. 20 Minuten, schreibe dir auf einen Zettel auf, was du brauchst. Du brauchst z. B. in Zukunft mehr Freiräume für dich selbst. Du würdest sehr gerne mehr Zeit für dich, für Ruhe, Spaziergänge oder für deine Hobbys haben.

3. Nun nimm einen neuen Zettel und schreibe „to do" darüber. Schreibe auf, was du konkret machen kannst, um zu bekommen, was du brauchst. Konzentriere dich auf eine Sache, das erhöht die Wahrscheinlichkeit, dass du diese auch umsetzt. Denn darum geht es: um das Handeln und Tun! Du möchtest zukünftig wieder einmal in der Woche joggen gehen. Dann schreibe das auf. Du möchtest regelmäßig mit deinem Vater telefonieren, zwei Mal in der Woche? Dann schreibe das auf.

4. Überlege dir eine Belohnung, wenn du den einen Punkt, den du tun wolltest, tatsächlich umgesetzt hast. Du gehst jetzt tatsächlich einmal in der Woche joggen? Du könntest dich beispielsweise mit neuen Schuhen belohnen oder einfach mit ein paar Blumen – was dir besser gefällt.

Prima, ganz wunderbar. Den Machern gehört die Welt! Und du bist mit dabei!

Konzept der Gewaltfreien Kommunikation – ein Geschenk für dein Leben

Wenn du weiter in das Konzept von Marshall B. Rosenberg, der Gewaltfreien Kommunikation, einsteigen möchtest, tue das gerne. Es gibt viele Bücher, Videos und Vorträge dazu. Es lohnt sich sehr, sich mit dem Konzept zu beschäftigen. Es gibt dir Sicherheit im Umgang mit dir und deinen Gefühlen und wie du diese wertschätzend kommunizieren kannst. Du lernst, mit dir selbst und anderen Menschen wertschätzend umzugehen. Es ist der Weg zu dir selbst, dich noch besser kennen und lieben zu lernen und achtsam mit deinen Mitmenschen umzugehen.

Übrigens: Gewaltfreie Kommunikation hat nichts mit lieb sein, Biss verlieren und Kraftlosigkeit zu tun. Ganz im Gegenteil: Du lernst, dich und deine Bedürfnisse aufrichtig mitzuteilen und empathisch gegenüber dir und deinen Mitmenschen zu sein. Du gehst ehrlich, klar und respektvoll durchs Leben – aber alles andere als nett und selbstlos. Neugierig? Dann google doch mal und besorge dir ein Buch, einen Kurs oder einen Vortrag, der dir gefällt. Es lohnt sich!

Hier ein paar Zitate, weise Aussagen, von Marshall B. Rosenberg, damit du das Konzept und den Menschen dahinter noch ein wenig besser kennenlernen kannst:

„Depression ist die Belohnung fürs Bravsein."
Marshall B. Rosenberg

*„Wenn wir unsere Bedürfnisse nicht ernst nehmen,
tun es andere auch nicht."*
Marshall B. Rosenberg

„Ich denke, das Ziel im Leben ist es nicht,

immer glücklich zu sein,
sondern all unser Lachen zu lachen
und all unsere Tränen zu weinen."
Marshall B. Rosenberg

„Deine Präsenz ist das wertvollste Geschenk,
das du einem anderen menschlichen Wesen
machen kannst."
Marshall B. Rosenberg

„Die größte Freude, die wir uns bereiten können,
entsteht, wenn wir uns mit dem Leben verbinden,
indem wir zu unserem eigenen Wohlergehen
und dem anderer Menschen beitragen."
Marshall B. Rosenberg

„Willst du Recht haben oder glücklich sein?
Beides gleichzeitig geht nicht."
Marshall B. Rosenberg

„Alle Dinge, die es wert sind, getan zu werden,
sind es auch wert,
unvollkommen getan zu werden."
Marshall B Rosenberg

In der GFK (Gewaltfreien Kommunikation) gibt es übrigens kein Richtig und Falsch und auch keine Schuld. Es gibt nur eines: Bedürfnisse. Menschen handeln, weil sie ein Bedürfnis haben und dies gerne erfüllt haben möchten. Nicht, weil sie gut oder böse sind, richtig oder falsch. Unsere Gefühle SIND, so wie wir Mensch sind, und müssen vor allem von dir selbst ernst genommen werden. Gefühle wie Müdigkeit weisen auf ein Bedürfnis hin, beispielsweise nach Ruhe, Erholung oder Leichtigkeit, und können

nicht falsch sein – genau wie deine eigene Meinung. Sie ist deine Meinung und kann deshalb auch nicht falsch oder richtig sein. Darüber gibt es demzufolge auch keine Diskussion.
Hierzu auch eine kleine Übung, dein praktisches Handwerkzeug für den Alltag.

Handwerkzeug: Häuptlingin SEIN

Vorgehensweise:

1. Du äußerst im Alltag, zum Beispiel bei der Arbeit, dein aktuelles Gefühl oder deine Meinung.

2. Eine Kollegin sagt, dass dein Gefühl bzw. deine Meinung nicht richtig sei.

3. Sage deiner Kollegin, dass dies dein Gefühl/Bedürfnis bzw. deine Meinung ist, welche du gerne respektiert haben möchtest. Bitte sie weiter, dein Gefühl bzw. deine Meinung „stehen zu lassen".

4. Weise deine Kollegin darauf hin, dass sie gerne ihre Meinung (und Gefühle/Bedürfnisse) äußern könne, du jedoch möchtest, dass deine Meinung stehen gelassen und respektiert wird.

5. Deine Meinung, meine Meinung. Beide sind richtig! Wiederhole deine Hinweise an die Kollegin gerne immer wieder, wie bei einem Kratzer oder Sprung in der Schallplatte. In hitzigen Diskussionen werden Hinweise dieser Art gerne überhört. Jedoch kommt es genau darauf an! Wiederhole gerne deine Hinweise immer wieder. So zeigst du auch Respekt vor dir selbst, deinen Gefühlen, deiner Meinung.

Prima, das ist keine einfache Übung, aber eine ganz wichtige! Lass es nicht zu, dass andere Menschen deine Gefühle/Bedürfnisse oder deine Meinung als falsch bezeichnen. Stehe für dich selbst ein, denn: So wie du mit dir umgehst, so werden auch andere Menschen mit dir umgehen.

SCAN ME

Gerade wenig Zeit? Dann lade dir jetzt die **SOS-SCHNELL-TIPPS** für mehr Gelassenheit, deine maximale Kraft und gesundheitliche Stabilität herunter! Für Führungskräfte, Arbeitnehmer und alle Menschen wie du und ich. **PLUS Gratis 5 BILDER** aus der eigenen Feder von Margit List aus DIESEM Buch (inkl. Häuptlingin-Bild), kostenlos im DIN A4-Format zum Ausdrucken!

Wegweiser 3:

Verschaffe dir Überblick und höre auf deine innere Melodie

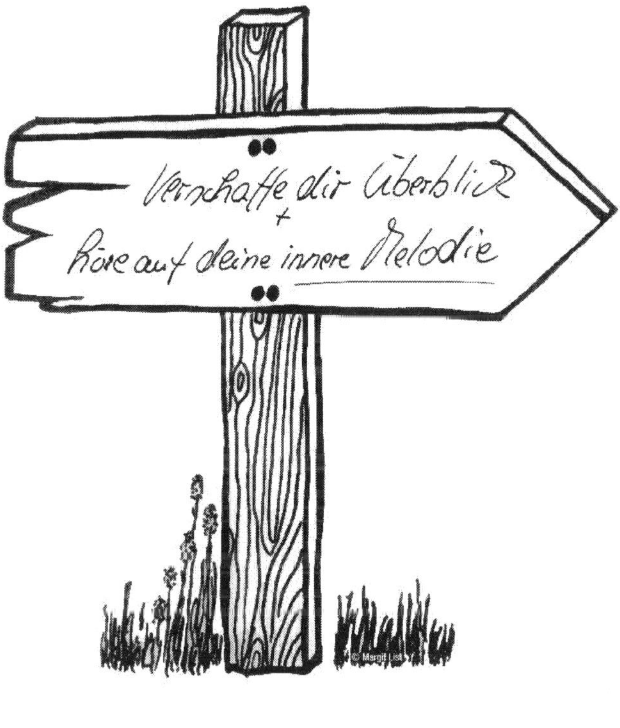

Was ist eigentlich normal?
Kennst du das? Du befindest dich in einer extrem stressigen Lebenssituation, bist ständig am Arbeiten, Laufen und Rennen und hast das Gefühl, in einer Daueranspannung zu sein? Aber ist das nicht normal? Hat nicht jeder,

zum Beispiel vor Weihnachten oder im Job, viel Stress oder immer wieder großen Druck bei der Arbeit? Du gewöhnst dich an das Gefühl der Anspannung und Hektik und hast gar keine Idee mehr davon, wie es anders sein könnte. Was ist denn eigentlich normal? Ich selbst erlebe das gerade jetzt in der Corona-Zeit. Vor Corona war ich ständig unterwegs, habe viel gearbeitet und dachte, dass es mir gut geht und dass ein gewisser Druck und eine gewisse Anspannung eben normal seien. Tatsächlich empfinde ich jetzt in der Corona Zeit neben den vielen Entbehrungen auch ein Gefühl der Entlastung und Entspannung. Eine nie gekannte Ruhe umgibt mich. Ich bin viel zu Hause und empfinde dabei inneren Frieden, Geborgenheit und natürlich etwas Sorge um meine Liebsten. Gerade das Gefühl des inneren Friedens ist tatsächlich ein neues und sehr schönes Gefühl. Ich dachte immer, dass vorher alles „eben normal" war und es mir gut ging. Dabei war und ist tatsächlich immer noch Luft nach oben.

Aus diesem Grunde: Bitte nimm dich selbst bei der folgenden Methode und Übung ernst.

Status quo – Druck und psychische Belastung

Es ist ganz einfach: Schreibe alles auf, was du derzeit als Druck und Belastung erlebst, auch wenn es auf den ersten Blick noch so banal klingen mag. Es geht darum, dass du ein Bewusstsein für den Druck in deinem Leben entwickelst und dich selbst damit ernst nimmst. Das ist der erste und wichtigste Schritt: die Bestandsaufnahme, wie es mit dem aktuellen Druck und den momentanen Belastungen in deinem Leben aussieht. Das ist schon mal die halbe Miete. Du hast ein Bewusstsein für deine Belastungen! Danach kannst du dir überlegen, wie du mit dem Druck umgehen möchtest.
Gerade in der Arbeitswelt ist es wichtig, dass du dir nicht nur über deine Stärken und Schwächen bewusst bist, sondern auch über den inneren und äußeren Druck, der dich umgibt, so dass du sozial kompetent damit umgehen kannst. Leistungsdruck „loshaben" zu wollen, macht, wie

schon erwähnt, meines Erachtens keinen Sinn, wenn du dein Leben weiterhin in der Gesellschaft verbringen und nicht auf eine einsame Insel auswandern willst. Druck begegnet uns überall und ist ganz natürlich. Wenn du dir bewusst machst, welchen Druck du in deinem Leben hast, der dich belastet, so ist das schon der erste Schritt in die Veränderung! So bist du sensibilisiert und kannst achtsam sein und immer wieder im Alltag darüber nachdenken, wie du damit umgehen möchtest, so dass es dir besser geht. Nun kommen wir zum nächsten Handwerkzeug auf dem Häuptlingspfad zur Gelassenheit:

Handwerkzeug: Häuptlingin Status quo

Vorgehensweise:

1. Setze dich an einen bequemen Ort in deiner Wohnung, zünde eine Kerze an und nimm ein paar Atemzüge tief in den Unterbauch hinein.

2. Lege dir ein Blatt Papier und einen Stift zurecht. Streiche dir sanft über die Magen- und Bauchregion und stelle dir vor, dass dort „deine innere Melodie deines Lebens" gespielt wird. Hörst du die Melodie?
Vielleicht hörst du eine Flöte oder ein anderes Instrument. Vielleicht aber hörst du etwas anderes oder gar nichts. Alles ist in Ordnung.

3. Male zwei Sonnen auf dein Papier, eine Sonne links, eine rechts. Eine Sonne steht für den Druck (Belastungen) von außen, eine Sonne für deinen Druck, der von „innen", von dir selbst, kommt.
Das kann zum Beispiel ein Glaubenssatz sein, den du als Kind immer gehört hast:
„Erst die Arbeit, dann das Vergnügen."
Warum die Sonne? Na, weil du dich mehr als freuen kannst, wenn du dir deiner Belastungen bewusst bist!
Beispiel:

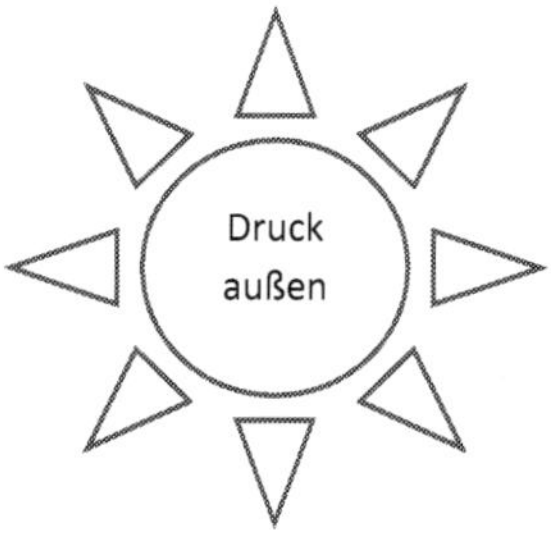

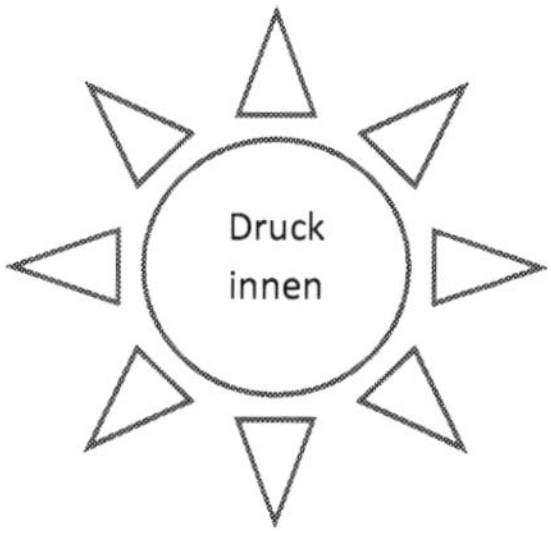

4. Schreibe an die äußeren Zacken der Sonne, was immer dir einfällt:

Äußerer Druck: Denke an deine Familie, Kinder, den Partner, die Arbeit, deine Freunde oder die politische Situation.

Innerer Druck: Was denkst du von dir selbst? Was hast du immer wieder in deiner Kindheit gehört?
Welche Sätze haben dich geprägt?
Womit machst du dir selbst Druck?
Beispiele:
Ich kann das nicht!
Alle müssen mich mögen!
Ich muss alles perfekt machen!
Ich bin zu dick!
Ich habe immer Pech!
Ich brauche niemanden!
Ich habe keine Zeit!

Hast du die Strahlen der Sonne nun vollständig ausgefüllt? Das ist Gold wert! Prima!

5. Kreise nun jeweils die drei wichtigsten Punkte ein, die dich am meisten belasten! Drei Kreise links, drei Kreise rechts.

6. Schaue dir beide Sonnen noch einmal an. Fällt dir etwas auf? Welcher Gedanke kommt dir sofort? Welche Gefühle hast du dabei? Schreibe deine Gedanken und Gefühle auf, einfach unter die zwei Sonnen!

Super, danke! Das kannst du jetzt so stehen lassen. Dein Unterbewusstsein wird daran arbeiten und: Du gehst einfach weiter, machst den nächsten Schritt auf dem Häuptlingspfad, deinem Pfad, deiner ganz persönlichen Reise.

SCAN ME **Gerade wenig Zeit?** Dann lade dir jetzt die **SOS-SCHNELL-TIPPS** für mehr Gelassenheit, deine maximale Kraft und gesundheitliche Stabilität herunter! Für Führungskräfte, Arbeitnehmer und alle Menschen wie du und ich. **PLUS Gratis 5 BILDER** aus der eigenen Feder von Margit List aus DIESEM Buch (inkl. Häuptlingin-Bild), kostenlos im DIN A4-Format zum Ausdrucken!

Wegweiser 4:

Sei dir selbst dein bester Freund und achte auf die Schöpfung

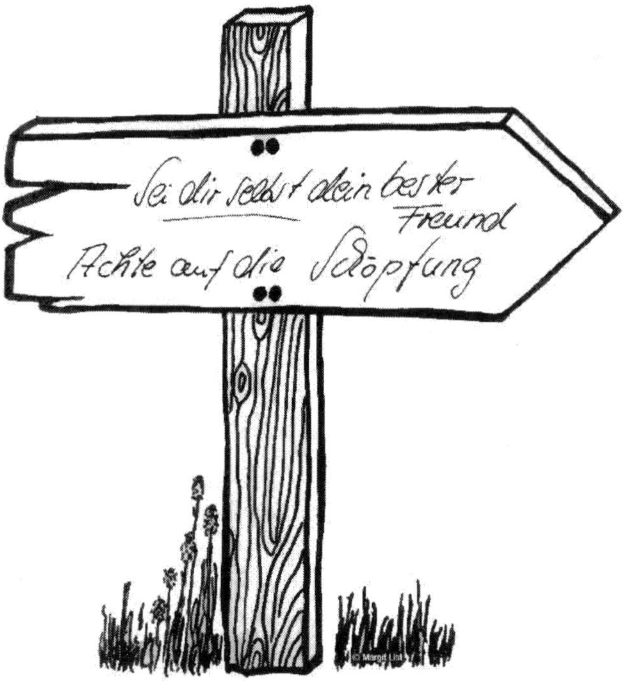

Wahrscheinlich kennst du den Satz schon: „Jede Veränderung kann nur bei dir selbst anfangen!“ Abgesehen davon haben wir nicht die Macht, andere Menschen, Systeme oder die ganze Welt und Schöpfung zu verändern. Wir können nur indirekt, durch unser Verhalten und unsere Entscheidungen, auf sie Einfluss nehmen.

Aus diesem Grunde macht es keinen Sinn, im Außen anzufangen, dort Dinge verändern zu wollen. Fange am besten bei dir selbst an. Wo auch sonst? Du selbst bist schließlich auch Schöpfung und zwar eine ganz wundervolle. Wenn du dir selbst dein bester Freund sein willst und achtsam mit dir umgehen möchtest, dann ist der erste und wichtigste Schritt die Selbst-Annahme. Du darfst dich selbst annehmen, genauso wie du bist, mit deinen Stärken und Schwächen.

Alles klar? Ja, ich weiß, das mit der Selbstannahme ist nicht so leicht und tatsächlich auch ein lebenslanger Prozess. Du kannst mit zwei Übungen den ersten Schritt machen. Ich habe hierzu zwei Handwerkzeuge für deinen Alltag.

Handwerkzeug: Häuptlingin Ungeschminktes Gesicht

Vorgehensweise:

1. Wähle einen freien Tag aus, an dem du nichts geplant hast.

2. Du stehst am Morgen auf, machst deine Morgentoilette wie gewohnt, verzichtest jedoch auf Rasieren, Schminken oder sonstige Dinge, die dich besonders schick und attraktiv machen.

3. Du ziehst dich für den Tag etwas „underdressed" an, beispielsweise eine Jogginghose und ein altes Shirt.

4. Jetzt beginnst du deinen Tag einfach so, wie du bist, ungeschminkt, unrasiert, in alten Klamotten. Achte bitte darauf, dass du auch das Haus zum Spazierengehen oder zum Einkaufen verlässt.

5. Schreibe deine Gedanken auf einem Zettel auf. Was denkst du beim Einkaufen, beim Spazierengehen?

6. Schreibe darunter, wie du dich fühlst, zum Beispiel „klein, ängstlich, frei, verwirrt".

7. Bitte unterhalte dich mit einem Freund, einer Freundin über den Tag, über deine Erfahrungen, Gedanken und Gefühle. Wie haben andere Menschen „ungeschminkt" auf dich reagiert?

8. Was nimmst du aus der Übung mit? Welche Erkenntnisse hast du gewonnen? Bitte schreibe dies ebenfalls auf dem Zettel auf.

Super, du hast dich ganz klasse geschlagen! Wie war die Übung für dich? Schwer oder tatsächlich ganz einfach? Gut oder irgendwie doof? Wie wichtig ist es für dich, was andere Menschen über dich denken?

Mit einem guten Freund gehst du wahrscheinlich achtsam um, du respektierst ihn und zeigst ihm immer wieder deine Wertschätzung. Machst du das mit dir genauso? Achtest du dich, deine Gefühle und Bedürfnisse und wertschätzt dich selbst? Nimmst du dich selbst wichtig?
Hier noch ein konkretes Handwerkzeug für dich für mehr Respekt vor dir und deinen Bedürfnissen.

Handwerkzeug: Häuptlingin Großer Respekt

Vorgehensweise:

1. Überlege dir: Wofür schlägt dein Herz? Sind es Tiere, vielleicht Hunde, ist es der Klimaschutz oder Kinder, die an einer schweren Krankheit leiden? Was ist dir wichtig? Wo würdest du ansetzen, damit die Welt ein kleines Stückchen besser wird? Wofür würdest du dich gerne einsetzen? Du liebst Hunde und findest die Zustände im

Ausland, z. B. in Rumänien, schrecklich? Du denkst, wir müssten unbedingt die Meere und die Tiere darin schützen?

2. Nimm dir für die Beantwortung der Frage gerne ein paar Tage Zeit. Du wirst sehen: Wenn du ein paar Tage mit der Frage schwanger gehst, weißt du die Antwort. Aber vielleicht weißt du sie auch sofort.

3. Dann suche dir eine Hilfsorganisation, die deine Herzensangelegenheit unterstützt. Suche gerne im Internet, welche Organisation deiner Meinung nach Unterstützung verdient.

4. Spende 5 Euro an diese Organisation.

5. Überlege dir danach: Wie war diese Übung, dieses kleine Projekt für dich?

Bitte denke unbedingt nach, wie du es fandest, einmalig 5 Euro an eine Hilfsorganisation deines Herzens zu spenden. Macht es etwas mit dir? Oder findest du es albern, so einen kleinen Betrag zu spenden und würdest lieber irgendwo ehrenamtlich anpacken?

Ganz wichtig:
Jeder Gedanke, jedes Gefühl ist richtig. Es sind deine Gedanken und Gefühle! Du darfst die Übung auch doof finden, vielleicht ist das überhaupt nicht dein Weg oder du stehst momentan ganz woanders. Ich finde es jedoch wichtig, dass du einmal für dich ausprobierst, wie es ist, etwas für dich selbst zu tun (es ist deine Herzensangelegenheit) und gleichzeitig zu einer besseren Welt beizutragen.

Wegweiser 5:

Ergreife die Initiative und zünde Feuer an!

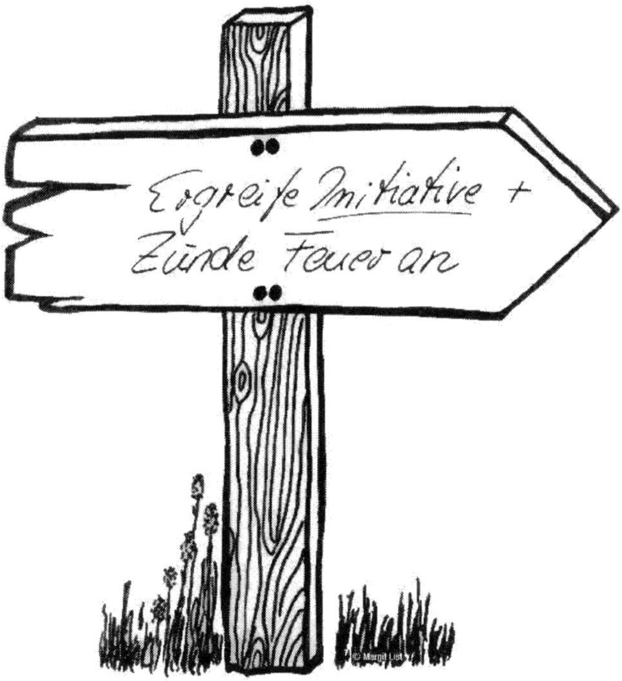

Hole dir, was du brauchst, mache dein Ding
Du bist selbst dein bester Freund. Das bedeutet, dass du dir im Leben holst, was du brauchst und tatsächlich willst. Es gibt viele Ratgeber, die beschreiben, was du tun solltest, damit es dir gut geht und du im Gleichgewicht bist. Diese Tipps sind meist auch nicht schlecht. Aber nur du

selbst kannst wissen, was du wirklich brauchst und was jetzt gerade für dich ansteht. Genau das sagen dir deine Gefühle!
Du als Mensch hast eine Würde. Genau diese realisierst du, indem du selbst Anfänge setzt, sowohl im Denken als auch im Handeln. Du kannst Entscheidungen treffen über deinen Verstand und diese durch Handlung umsetzen. Genauso kannst du dein eignes Leben leben und bist nicht von den Entscheidungen abhängig, die andere Menschen für dich treffen (vgl. Zink 1999, S. 34).

Was möchtest du gerne machen? Wie möchtest du leben? Zu welchem Beruf zieht dich deine Leidenschaft? Was fasziniert dich? Wofür schlägt dein Herz? Was magst du? Welches Hobby möchtest du gerne betreiben? Was brauchst du, damit es dir gut geht? Was ist genau jetzt deine Sehnsucht, dein Impuls, was du gerne machen möchtest?

Entscheidungen gehören zum Häuptlingspfad

Genau die Antworten auf diese Fragen sind es, die dich als Mensch und Persönlichkeit ausmachen. Du bist einmalig! Deine Entscheidungen machen dich individuell, zur unverwechselbaren lebendigen Persönlichkeit mit Ecken und Kanten. Es reicht nicht nur, Entscheidungen zu treffen und Farbe zu bekennen. Wobei das, ganz ehrlich gesagt, schon sehr viel ist! Trotzdem: All die Antworten und Entscheidungen nützen dir nichts, wenn du nicht irgendwann die Initiative ergreifst und handelst. Die Entscheidung allein, dass du in Zukunft zwei Mal die Woche Sport machen möchtest, nützt dir nichts, wenn du sie nicht umsetzt. Das bedeutet, beispielsweise jeden Dienstag und Donnerstag deine Turnschuhe anziehst und zum Joggen gehst. All das Wissen, wer du bist und was du tun möchtest, nützen dir nichts, wenn du nicht ins Handeln kommst! Du weißt, was ich meine? Nur dann zündest du dein Lebensfeuer an, wenn du ins Machen kommst. Klingt einfach, oder? Ist es aber meist nicht. Es fällt uns Menschen nicht leicht, aus unserer gewohnten Komfortzone herauszutreten und etwas Neues zu beginnen. Das widerspricht dem erlernten Verhalten und dem Gesetz der Trägheit. Trotzdem kannst du es schaffen! Du bist schließlich schon ein paar Schritte auf dem Häuptlingspfad gegangen!

Warten auf den idealen Zeitpunkt

Kennst du das? Du nimmst dir vor, mit deiner Kollegin zu sprechen, weil sie dich in der letzten Teamsitzung vor allen Kolleginnen dumm angeredet hat. Du triffst die Kollegin am nächsten Tag, bringst aber kein Wort über die Lippen. Du schluckst deinen Ärger herunter und wartest auf den „günstigen Zeitpunkt", in dem du das Thema noch einmal mit der Kollegin besprechen kannst. Nur: Der günstige, ruhige und ideale Zeitpunkt kommt nicht! Also schluckst du deinen Ärger weiter herunter, wo er tief in deinem Inneren weiterarbeitet und sich in deine Seele bohrt. Was war schwierig? Es ist schwer, sich einen Ruck zu geben und die Kollegin zu fragen, ob sie kurz Zeit für ein Gespräch hat. Was kann helfen? Vielleicht folgendes Wissen: Heruntergeschluckter Ärger macht krank, wirkt wie Gift in deiner Seele und geht auf Kosten deiner Gesundheit, weil du mit deinen Bedürfnissen auf der Strecke bleibst. Ganz allgemein gesagt: Wenn du deine unangenehmen Gefühle wegdrückst und übergehst, dann erhöht sich dein Anspannungspegel, dein Stresspegel, was auf Dauer krank macht und übrigens auch dumm. Unter einer hohen Anspannung kann der Mensch nicht oder nur ganz wenig kognitiv denken, da der gesamte Körper auf „SOS" ausgerichtet ist, d. h. er bereitet sich auf Flucht, Angriff oder Erstarrung vor. Vielleicht hilft dir dieses Wissen etwas, wenn du weißt, was „heruntergeschluckte Gefühle" mit dir und deinem Leben machen. Du unterdrückst deine Gefühle, deine Vitalität und deine Persönlichkeit – gar nicht gesund. Ganz ähnlich verhält es sich, wenn du deine Sehnsüchte, Wünsche und Entscheidungen immer wieder zurückstellst und nicht umsetzt. Du verbannst dein Lebensfeuer in die tiefste Ecke deiner

Seele, wo sie sich auch hier auf destruktive Weise bemerkbar machen kann: Du hast wenig Kraft, vielleicht somatische Beschwerden wie Rückenschmerzen oder Magenbeschwerden.

„Wer etwas Wichtiges vorhat,
der sollte nicht lange Reden halten,
sondern nach ein paar Worten zur Sache kommen."
Segoyewatha/Red Jacket

Ich gebe dir ein konkretes Handwerkzeug, das dir helfen kann, dir im Alltag ein Herz zu fassen und ins Handeln zu kommen. Je öfter du das Werkzeug benutzt, desto leichter wird es dir in Zukunft fallen, wirklich ins TUN zu kommen. Ist die Tür für deine Initiative, für neue Handlungen erst mal aufgemacht, gibt es kein Halt mehr. Auch hier wird alles irgendwann zur Gewohnheit, du wächst in neue Lebensfelder hinein und gewinnst zusehends Mut, unbekanntes Terrain zu betreten.

Handwerkzeug: Häuptlingin TUN

Vorgehensweise:

1. Wenn du merkst, dass du eine Sehnsucht hast, einen großen Wunsch, ein bestimmtes Bedürfnis oder etwas, das du unbedingt tun möchtest, dann sprich zuerst mit einer Freundin darüber. Es ist wichtig, dass du es einmal aussprichst. So wird dein Wunsch zur Realität! Du würdest gerne allein verreisen, ohne deine Frau und Kinder? Du liebst deine Frau und deine Kinder, trotzdem hast du die Sehnsucht nach einer Reise ganz allein. Dann sprich es aus. Teile dich einem Freund, einer Freundin mit.

2. Wenn du niemanden hast, mit dem du darüber reden könntest, dann gönne dir einen Coach. Was ist dir dein Leben wert? Wir geben oft so viel Geld aus für Technik,

Freizeit oder Geschenke. Aber was sind wir uns selbst wert?

3. Schreibe dir deinen Wunsch auf, lege dich an einen ruhigen Ort und stelle dir vor, wie dein Leben wäre, wenn du den Wunsch verwirklicht hättest. Träume! Erfülle dir deinen Wunsch im Traum.

4. Entwirf einen „Schlachtplan", wie du deinen Traum umsetzen kannst – ganz wie ein Häuptling. Was ist der erste Schritt dazu? Welche Schritte müssten folgen? Schreibe den Plan auf, zusammen mit deinem Coach, deiner Freundin oder allein.

5. Gehe den ersten Schritt. Mit dem ersten Schritt fängt alles an. Du möchtest beispielsweise mit deinem Mann sprechen. Ihm mitteilen, dass du gerne einmal alleine verreisen möchtest. Wie und wo möchtest du das Gespräch führen? Was ist dir bei dem ersten Schritt wichtig?

6. Wenn du den ersten Schritt deines Schlachtplanes tatsächlich geschafft hast, bitte belohne dich! Das ist ganz wichtig. Kaufe dir dein Lieblingseis, Blumen oder was du sonst sehr gerne magst. Gleich nach dem ersten Schritt. Du hast es geschafft und das musst du unbedingt feiern. Belohne dich also!

7. Jetzt gehe den nächsten, den zweiten Schritt an. Überlege dir jetzt schon, wie du dich danach belohnen möchtest. Werde auch hier sehr konkret in deiner Planung. Wann möchtest du den nächsten Schritt machen? Wie und wo? Belohne dich nach dem zweiten Schritt unbedingt wieder, das wird das neue Verhalten verstärken. Prima, du bist klasse!

8. Du arbeitest jetzt alle Schritte ab. Gib dir die Zeit, die du brauchst. Schreite aber auch zügig voran.

9. Justiere immer wieder die Planung nach. Stimmen die Schritte noch? Braucht es einen Zwischenschritt? Wie sieht es mit der Zeitplanung aus?

10. Gehe deinen Schlachtplan durch, ganz egal, wie. Es muss nicht perfekt sein, wie du das machst. Wichtig ist, dass du *gehst* und dass du dein Ziel immer wieder kommunizierst, mit deinen Freunden, deiner Familie oder bei der Arbeit.

Wunderbar hast du das gemacht!
Es ist nämlich nicht einfach, neue Wege zu gehen. Darum auch der Schlachtplan! Ohne den geht auch bei einer Häuptlingin nichts. Indem die Häuptlingin über ihren Plan spricht, diesen der anderen Kriegerin mitteilt, wird er real. Ihr Stamm bzw. ihre Vertrauten werden sie immer wieder auf den Plan ansprechen und Fragen dazu stellen oder sie auch ermutigen und unterstützen. Das nennen wir „soziale Kontrolle", die wir oft brauchen, damit wir ins Handeln und Umsetzen kommen.

Ja, den Machern gehört die Welt. Leider bleiben wir allzu oft einfach nur in unserem Kopf und verwirklichen unsere tollen Gedanken und Entscheidungen nicht. Denke daran: Wenn du tust, was du liebst, dann zündest du ein Feuer für dich UND andere Menschen an!

Hier noch eine tolle Übung, ein konkretes Handwerkzeug, dazu, damit du das auch bitte nicht vergisst.

Handwerkzeug: Häuptlingin Feuerstein

Vorgehensweise:

1. Nimm dir einen Zettel und schreibe dir als Überschrift auf: Wenn du tust, was du liebst, dann zündest du ein Feuer für dich UND andere Menschen an!

2. Schreibe 10 Dinge auf, die du schon lange einmal tun wolltest – auch wenn es nur kleine Dinge sind wie Tante Sabine besuchen.

3. Kreise die drei für dich wichtigsten Dinge ein.

4. Setze dir einen Termin. Schreibe in deinen Kalender, wann du die drei Dinge, die du unbedingt tun möchtest, ganz konkret machen wirst.

5. Behandle diesen Termin genau wie einen wichtigen Geschäfts- oder Arzttermin!

6. Wenn du alle drei Dinge getan hast, klopfe dir auf die Schulter. So kannst du jetzt weitermachen. Hole dir immer wieder einen neuen Punkt aus deiner Liste und setze ihn in deinen Terminkalender. Du darfst der Liste weitere Punkte hinzufügen, wenn dir etwas einfällt.

Ganz wunderbar. Du bist so fleißig!

Denke daran: Arbeit an der eigenen Persönlichkeit ist wirklich auch Arbeit und anstrengend, da du aus gewohnten Mustern und deiner Komfortzone austrittst. Aber so wie bei einer schönen Reise, macht es auch unheimlich viel Spaß, bringt Kraft und Lebensfreude und viele neue schöne Erlebnisse und spannende Begegnungen.

Wegweiser 6:

Teile dich anderen Menschen mit!

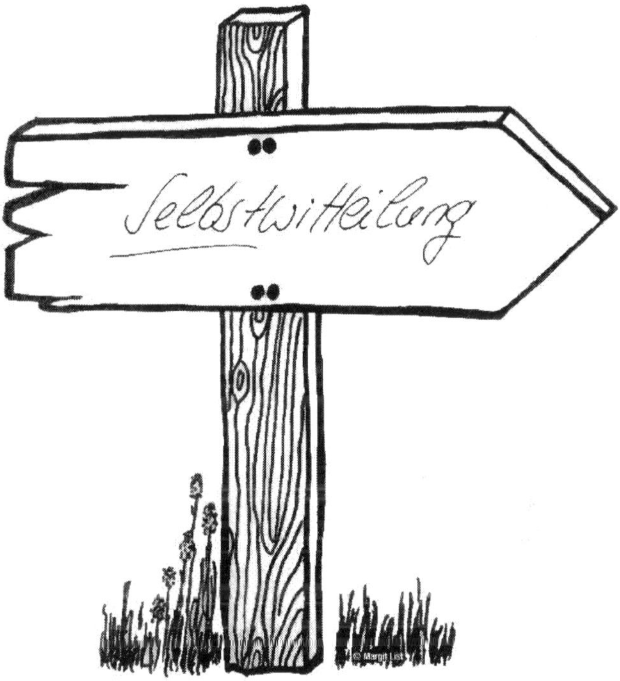

Selbstmitteilung – nutze die Chance!
Ein zentraler Meilenstein für mehr Verständnis für dich und weniger Konflikte privat und beruflich ist es, dass du beginnst, dich anderen Menschen mitzuteilen. Das hört sich einfach an, oder? Aber oft tun wir das eben nicht, weil wir denken, dass der andere „das" doch wissen oder sehen

müsste. Tatsache ist jedoch, dass jeder Mensch in seiner eignen Welt lebt und nur mit seinem Kopf denken kann. Leider können wir Menschen auch nicht mehrere Gedanken auf einmal denken, sondern immer nur einen Gedanken nach dem anderen. Dabei sind wir oft sehr mit uns selbst beschäftigt und können andere Menschen mit ihren Gefühlen und Bedürfnissen nur schwer sehen.

Von dir selbst sprechen kannst du immer

Was meine ich mit der Selbstmitteilung, dass du dich anderen Menschen mehr mitteilen solltest? REDE mit anderen Menschen und teile ihnen mit, was in dir vorgeht, was du denkst und was du fühlst. Miteinander reden mit Ich-Botschaften! Du berichtest von dir. Das ist ein Geheimnis für weniger Konflikte und mehr Gelassenheit im Alltag. Wenn andere Menschen wissen, was in dir vorgeht, können sie dein Handeln besser verstehen.

Hört sich einfach an, ist im Alltag aber oft gar nicht so einfach. Kennst du das? Du denkst, dass der andere doch sehen müsse, dass du nicht schwer heben kannst. Du bist schließlich im 7. Monat schwanger. Aber der Kollege bietet dir nicht seine Hilfe an, als du zu ihm sagst, dass du jetzt das ganze Büromaterial aus dem Keller holen musst. „So ein Depp", denkst du. „Er muss doch sehen und wissen, dass ich das nicht alleine machen kann. Der ist aber nicht hilfsbereit, vielleicht sogar frauenfeindlich?" In Wirklichkeit ist der Kollege gerade tief in seinen Gedanken, da er auf einen wichtigen Anruf von einem Geschäftspartner wartet, hat heute früh auch noch verschlafen, so dass er noch nicht ganz da ist. Auch ist für ihn Büromaterial eher leicht zu transportieren und er kann sich gar nicht vorstellen, dass dies für einen Erwachsenen zu schwer sein könnte. Der Kollege ist einfach ganz woanders mit seinen Gedanken und hat gar nicht realisiert, dass du evtl. Hilfe bräuchtest, um das Büromaterial aus dem Keller zu holen. Um solche Missverständnisse und Konflikte schon zu Beginn im Keim zu ersticken, ist es wichtig, dass du dich anderen Menschen mitteilst, wie es dir aktuell geht (Gefühl) und was du brauchst (Bedürfnis). Anschließend ist es sinnvoll, noch eine Bitte an sein Gegenüber zu richten, so dass er genau weiß, was er tun soll. Diese Vorgehensweise schlägt Marshall B. Rosenberg vor, so dass zwischen dir und deinem Gegenüber eine Verbindung aufgebaut wird und das Gegenüber weiß, was es zu tun hat. Du könntest also zu deinem Kollegen sagen: „Weil ich schwanger bin, darf ich leider gar nicht schwer heben und brauche Unterstützung, um das Büromaterial aus dem Keller zu holen. Könntest du mir bitte ungefähr eine halbe Stunde zur Hand gehen und mir helfen, die Kartons aus dem Keller zu holen?"

Klare Selbstmitteilung reduziert Konflikte
Merkst du? Du sprichst klar aus, was mit dir los ist und was du brauchst! Wenn du dich so mitteilst, hat der Kollege die Chance, dich zu verstehen. Er kann eine Verbindung und Empathie zu dir aufbauen und weiß konkret, was du braucht und was er zu tun hat. Ganz logisch, oder? Im Alltag ist das aber oft nicht leicht. Zum einen ist es schwer, nur von sich selbst zu sprechen. Zum anderen fällt es schwer, ganz klar jemand um etwas zu bitten. Meist fallen wir dann in Du-Botschaften wie: „Du könntest mir auch mal helfen", ein leiser Vorwurf, der nicht unbedingt freundlich klingt. Alles klar? Ich denke doch. Das Gute daran: Du kannst das üben! Es wird nicht lange dauern und es ist für dich selbstverständlich, dir zu holen, was du brauchst. Denn: Du bist für die Erfüllung deiner Bedürfnisse verantwortlich und nicht andere Menschen. Deshalb: Hole dir, was du brauchst, und teile dich mit!

Ganz wichtig: Greife zum Äußersten in deinem Leben und rede mit deinen Mitmenschen, deinem Mann, deinen Kindern, deiner Kollegin, deiner Chefin. Gerade wenn es schwierig wird, solltest du ins persönliche Gespräch gehen oder zum Telefonhörer greifen. Über E-Mail oder Chat entstehen einfach zu oft Missverständnisse, weil der andere den Klang deiner Stimme nicht hören kann.

Nein sagen – das kannst du doch nicht machen!
Kennst du das? Wir scheuen uns davor, unserem Gegenüber mit einem klaren „Nein" zu antworten, wenn wir etwas nicht möchten. Wir wollen doch nett sein, freundlich und hilfsbereit! Doch zu welchem Preis? Das du etwas tust, was du nicht möchtest, du völlig über deine Grenzen und Kräfte gehst und dich dabei unwohl fühlst? Auch wirst du dich als „Everybody's Darling", der immer „Ja" sagt, irgendwann verlieren, deine Persönlichkeit, deinen Lebensweg und nur noch für andere Menschen funktionieren. Es kann auch sein, dass dir irgendwann die Kraft ausgeht. Du lebst gegen dich, gegen deine Natur und gegen deine Persönlichkeit. Willst du das? Nein? Prima, dann beginne schon heute damit, „Nein" zu sagen, das Wort direkt auszusprechen, wenn du etwas nicht möchtest. Kleiner Hinweis: „Ja" sagen kannst du im Alltag immer noch, also sage doch lieber erst einmal „Nein". Es ist leichter ein „Nein" in ein „Ja" umzuwandeln als umgekehrt. Denke daran: Humor hilft auch immer. Gerade wenn es im Gespräch schwierig wird. Natürlich habe ich wieder ein gutes Handwerkzeug für dich, um zu lernen, das Wort NEIN auch wirklich klar und deutlich im Alltag auszusprechen. Darauf folgt noch ein weiteres Handwerkzeug für deinen Alltag zur Verbesserung deiner Selbstmitteilung. Also los, hinein in die Praxis, hinein ins Leben.

Handwerkzeug: Häuptlingin Großes NEIN

Vorgehensweise:

1. Suche dir bitte einen Tag aus, beispielsweise einen Samstag oder Sonntag, an dem du nicht bei der Arbeit bist. Das ist jetzt dein NEIN-Tag. Du sagst niemandem, dass heute dein NEIN-Tag ist und du den ganzen Tag wo möglich NEIN sagst.

2. An dem Tag sagst du den ganzen Tag, wo immer es

möglich ist, NEIN. Dabei kannst du eine *kurze* Begründung hinzufügen, musst du aber nicht. Nur NEIN genügt auch.

3. Schaue, was passiert. Beobachte genau, wie die Menschen auf dich und dein NEIN reagieren. Sind sie verärgert, gleichgültig? Widersprechen sie?

Ich habe es natürlich selbst ausprobiert und einen NEIN-Tag an einem Montag eingelegt. Ich habe damals noch studiert und musste für die Vorlesungen fast täglich nach München fahren.

„Kann ich das Fenster öffnen?", fragt mich ein Fahrgast im Zug, der mir genau gegenübersitzt. Ich sage „Nein", ganz ohne Begründung. Ich denke, dass jetzt gleich die Welt einstürzt oder der Fahrgast zu toben anfängt. Doch was passiert tatsächlich? Nichts! Einfach nichts. Der andere Fahrgast lässt das Fenster einfach zu und liest seine Zeitung weiter. „Gibst du mir mal die Gabel?", fragt mich am selben Tag eine Mitstudentin am Mittagstisch. Ich sage ruhig und gelassen „Nein". Was passiert dieses Mal? Ganz genau: Wieder nichts. Die Mitstudentin steht auf und holt sich die Gabel selbst. So geht das den ganzen Tag. Ich bin mehr als erstaunt und habe das Gefühl in einem Kinofilm zu sitzen.

Ich war damals sehr überrascht, da ich auf Diskussionen, Konflikte und einen stressigen Tag gefasst war. Wie verläuft dein NEIN-Tag? Vielleicht hatte ich ja nur Glück!

Gewaltfreie Kommunikation erlernen

Wenn du an deinen Fähigkeiten für eine wertschätzende Kommunikation weiterarbeiten möchtest, dann möchte ich dir noch einmal empfehlen, dich mehr mit dem Konzept von Dr. Marshall B. Rosenberg, der Gewaltfreien Kommunikation, zu beschäftigen. Die GFK ist zentraler Bestandteil des Häuptlingspfades. Es gibt viele Bücher, Videos und Schulungen darüber. Ich kann es dir nur wärmstens empfehlen, es erleichtert dein Leben ungemein und vor allem kommst du dir immer mehr selbst auf die Spur! Wer bist du? Was ist dein Leben? Was kannst du? Wie stark bist du? Was willst du? Was willst du nicht? Einfach nur spannend und bereichernd, vorausgesetzt du möchtest, dass dein Leben immer schöner, gelassener, erfolgreicher (in deinem Sinne) und leichter wird. Aber ich habe noch eine kleine Übung zur Gewaltfreien Kommunikation für dich, damit du dich schon einmal einstimmen kannst. Du wirst über die Wirkung erstaunt sein und es wird tatsächlich immer weniger passieren, dass dich andere Menschen falsch verstehen, denn: Vor dir selbst kannst du immer sprechen. Jemanden um etwas bitten kannst du auch immer. Der andere hat die Möglichkeit und die Macht, „Nein" zu sagen. Du hast ein Recht auf deine Gefühle und deine Meinung.

Handwerkzeug: Häuptlingin Kleiner Gefallen

Vorgehensweise:

1. Bitte jemanden um einen Gefallen: dein Partner, deine Partnerin, deine Kollegin, deinen Nachbarn. Die betreffende Person soll dir etwas mitbringen oder etwas Kleines für dich erledigen.

2. Wähle eine Person aus, die du noch nie um einen kleinen Gefallen gebeten hast.

2. Gehe in der Kommunikation wie folgt vor:

a) Beschreibe neutral die Situation:
Beispiel: Ich habe heute leider keine Zeit zum Einkaufen. Meine Tochter ist krank und ich kann das Haus nicht verlassen.

b) Drücke dein Gefühl aus und was du brauchst:

Beispiel: Es ist mir jetzt etwas unangenehm. Ich bräuchte aber dringend frische Äpfel.

c) Sprich eine Bitte aus
Beispiel: Könnten Sie mir bitte Äpfel vom Supermarkt mitbringen?

Diese Art der Kommunikation stammt von Marshall B. Rosenberg, der Erfinder der Gewaltfreien Kommunikation. Es ist ein einfacher Gesprächsleitfaden und sehr vielseitig anwendbar. Probiere es einfach aus. Bitte deinen Partner um einen kleinen Gefallen, deine Freundin oder einen Kollegen. Du wirst überrascht sein!

Wegweiser 7:

Folge deiner Leidenschaft

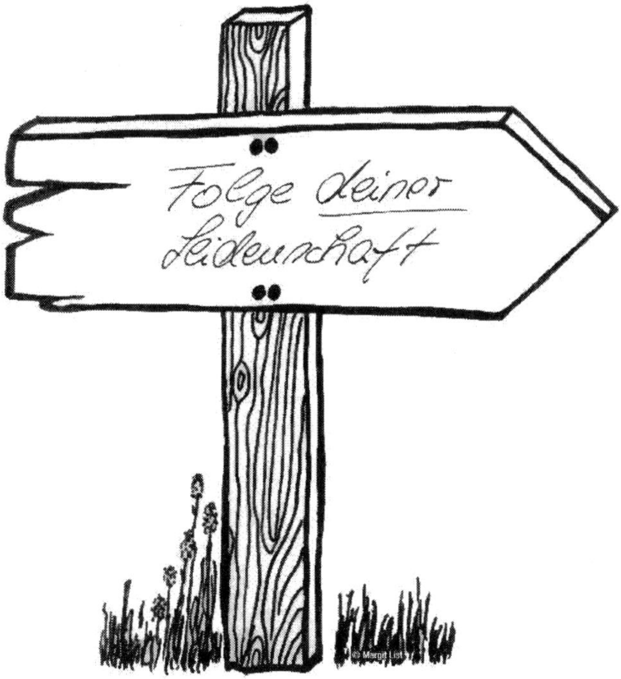

Tue was du liebst, denn da liegt deine Kraft
Es ist eigentlich einfach: Da wo deine Leidenschaft, Lust und Freude liegt, da ist auch deine Kraft! Aber es ist wie gesagt nur „eigentlich" einfach, da sich alte Gewohnheiten und Denkweisen nicht so leicht umkrempeln lassen.

Wir haben so viel in unserer Kindheit mitbekommen und sind natürlich auch regelmäßig geschimpft worden, wenn wir dem Vergnügen und der Freude Vorrang vor Arbeit und Pflicht gegeben haben. Hast du das auch erlebt? Fleiß, Arbeit, gute Leistungen wurden stets belohnt, jedoch Müßiggang, ausgelassenes Herumalbern oder gar Langeweile wurden meist sanktioniert. Ich kann mich noch gut erinnern, wie meine Mutter überlegt hat, mich vom Sport im Turnverein abzumelden, weil ich mit voller Leidenschaft drei Mal die Woche dort war, die Leistungen in der Schule jedoch zu wünschen übrigließen. Ich denke auch, dass jeder von uns Glaubenssätze im Ohr hat, die uns dazu aufrufen, die Leidenschaft und die Lebenslust hintenanzustellen und eine Arbeit zu verrichten, die keinen Spaß macht. Kennst du einen?

Wirf Glaubenssätze wie „Erst die Arbeit, dann das Vergnügen" über Bord. Arbeit muss und darf dir Spaß machen. Klar, wir müssen immer wieder Dinge im Alltag machen, die uns wenig Freude bereiten, wie beispielsweise die Wohnung putzen oder jeden Tag unter Zeitdruck zu kochen. Der überwiegende Anteil der Arbeit in deinem Leben sollte dir jedoch Freude machen. Ich würde sagen, zu 80 Prozent.

„Frage dich nicht, was die Welt braucht.
Frage dich, was dich lebendig werden lässt.
Und dann geh los und tu das.
Was die Welt nämlich braucht,
sind Menschen, die lebendig geworden sind."
Harold Whitman

Der Leidenschaft folgen oder lieber doch nicht?
Leidenschaft kann eine starke Liebe, körperlich oder seelisch, zu einem Menschen sein. Leidenschaft kannst du jedoch auch gegenüber Dingen oder Zielen empfinden, wie beispielsweise einem Tier, einem Projekt (ein Haus bauen)

oder deinem Beruf. In der Regel verfolgen wir Leidenschaften sehr intensiv, da das Gefühl sehr intensiv und ergreifend ist und du kaum davonlassen kannst. Ich würde die Leidenschaft, angelehnt an den Gedanken von Siegmund Freud, auch Lebenstrieb oder Lebenslust nennen. So wie es die Blume zur Sonne hinzieht und sie dadurch ihre Schönheit, ihre Lebenskraft und ihr Wachstum bekommt, so wichtig ist es, dass wir Menschen unsere Leidenschaften leben. Deckeln wir dieses Bedürfnis, unsere tiefen Freuden und Leidenschaften, so zeigt sich das bei uns in der Regel in Kraftlosigkeit, Traurigkeit und psychosomatischen Beschwerden, wie beispielsweise Schlafstörungen und Verspannungen.

Denke nur daran, ein junger Mensch würde gerne Musik studieren und die Eltern zwingen ihn, doch lieber Arzt zu werden und Medizin zu studieren. Oder ein kleiner Junge würde gerne Ballett tanzen, muss aber, angetrieben durch seinen Vater, das Boxen im Ring lernen. Hierzu gibt es übrigens einen ganz hervorragenden, lustigen und herzerwärmenden Kinofilm: „Billy Elliot – I will dance". Schau dir den Film sehr gerne an. Es lohnt sich.
Oder ich denke an meine Kindheit: Ein Mädchen möchte im Fasching als Indianerhäuptling gehen, bekommt aber von seinem Vater ein Prinzessinnenkleid und eine goldene Krone.

Kannst du dir vorstellen, wie diese jungen Menschen durchs Leben gehen würden, würden sie nicht für ihre Leidenschaft und ihren Traum kämpfen? Ich denke, die Lebenslust und das innere Feuer wären erloschen, die eigene Kraft und Energie auf dem tiefsten Tiefpunkt und die Lust zu arbeiten ginge gegen Null. Ein Mensch, der im Leben nur noch funktioniert, aber nicht lebt. Das innere Feuer ist erloschen. In der Arbeitswelt sprechen wir von „innerer Kündigung" oder auch „Resignation". Aus diesem Grunde ist es wichtig, dass wir das lieben, was wir tun. Nur so können wir erfolgreich durchs Leben gehen, mit unserem Beruf, unserem Hobby und der Gestaltung unseres

Privatlebens. Du hättest gerne ein Haustier? Du träumst schon seit der Kindheit davon? Dann ändere dein Leben so, dass dies möglich ist! Du würdest dich gerne von der Erzieherin zur Ergotherapeutin weiterbilden? Dann tue es! Du würdest gerne in einer bestimmten Firma arbeiten? Dann komme ins HANDELN, hebe deinen Hintern und verfolge deine Leidenschaft. Hier liegt die Kraft! Die Arbeit selbst ist es in der Regel nicht, die uns die Kraft raubt. Es ist oft der fehlende Sinn, die fehlende Leidenschaft hinter der Arbeit, die uns ausbrennen lässt. Klar, dass du auch hier Grenzen setzen musst, dich von der Arbeit erholen musst, auch wenn deine volle Leidenschaft dahintersteckt, und abschalten, wenn du nicht ausbrennen möchtest.

Die kleinen Freuden im Alltag

Wichtig sind natürlich deine großen Leidenschaften im Leben, aber denke bitte auch an deine kleinen Leidenschaften im Alltag, die klar aufzeigen, was du brauchst, wo du deine Kraft finden kannst. Ob es die kurze Kaffeepause im Büro ist, die dir einen kurzen informellen Austausch mit den Kollegen ermöglicht, oder die kleine Pause am Vormittag, 5 Minuten an der frischen Luft. Das alles sind Dinge, die du dringend brauchst, um in deiner Kraft zu bleiben und wieder voll leistungsfähig zu sein. Vor allem: Es macht dir Spaß. Das ist es, woraus du wieder Kraft ziehst. Bist du jedoch nur noch am Arbeiten und Rödeln, spürst deine Gefühle und Bedürfnisse nicht mehr, die dir sagen, was du brauchst, so läufst du Gefahr, auszubrennen, da du vergisst, deinen Kraftspeicher wieder aufzufüllen. Verfolge aktiv deine Leidenschaften, auch die kleinen. Hole dir, was du brauchst. Verschwende deine Zeit und Kraft nicht dafür, ständig „gegen etwas“ zu sein. Widerstand erzeugt in der Regel Widerstand und Gegendruck und führt zu nichts. Besser ist es, *für* etwas einzutreten. Nämlich für deine großen und kleinen Leidenschaften, die gleichzeitig deine Bedürfnisse sind. Du weißt, was du nicht willst. So grenze dich klar ab und hole dir dann, was du möchtest!

Lebe dein Leben und deine Leidenschaften. So bist und bleibst du leistungsstark und hast Lust auf dein Leben und deine Arbeit. Ganz nebenbei: Nur so leistest du tatsächlich gute Arbeit.

„Der einzige Weg, tolle Arbeit zu leisten,
ist zu lieben, was du tust.
Wenn du es jetzt noch nicht gefunden hast,
dann suche weiter.
Lass dich nicht nieder.“
Steve Jobs

Natürlich habe ich auch hierfür wieder eine tolle Übung für dich, mit der du deinen Leidenschaften auf die Spur kommen kannst. Auf zu deinen nächsten Schritten auf dem Häuptlingspfad! Hier kommt ein ganz besonderes Werkzeug für dich!

Handwerkzeug: Häuptlingin Große Lust

Vorgehensweise:

1. Schaufle dir einen Tag frei, den du ganz für dich hast. Ja, einen ganzen Tag, der nur dir gehört. Es ist ein arbeitsfreier Tag, frei von jeder Arbeit, auch der Haushalt oder mal schnell etwas erledigen ist nicht erlaubt.

2. Du tust den ganzen Tag nur das, worauf du Lust hast. Den ganzen Tag! Der Tag fängt in der Früh an. Schläfst du aus? Was machst du dann? Nichts? Wie fühlt sich das an? Was machst du dann? Worauf hast du Lust? Was wolltest du schon lange einmal machen? Was hast du früher als Kind gerne gemacht?

3. Höre im Laufe des Tages immer wieder in dich hinein. Atme tief in den unteren Bauch! Was liebst du? Was würdest du gerne tun? Was würdest du gerne besitzen?

4. Schreibe dir deine Gefühle und Gedanken immer wieder auf, einfach durcheinander auf einen Zettel. Alles darf sein!

5. Am nächsten Tag denke bitte über folgende Fragen nach:
Wie war der Tag für dich?
Welche Gedanken kamen immer wieder hoch?
Was war gut? Was hat dir nicht gefallen?
Möchtest du den Tag wiederholen?

Ich empfehle dir, immer mal wieder einen Lust-Tag einzulegen, vielleicht zwei Mal im Jahr, um tief in dich hineinzuspüren, welche Sehnsüchte, Träume und Leidenschaften in dir schlummern.

Die Arbeit – Sprüche, Zitate, Märchen
Ich weiß nicht, wie es dir geht. Aber ich habe einige Zitate und Aussprüche über die Arbeit in meinem Kopf. Hier ein paar Beispiele:

Arbeit macht das Leben süß.
Erst die Arbeit, dann das Vergnügen.
Arbeit hat noch keinen umgebracht.
Ran an die Arbeit!

Weiter fällt mir noch ein kleines Gedicht ein:

„Sei fleißig, wie ein Bienchen,
brav wie ein Kaninchen,
sauber wie ein Kätzchen,
dann kriegst du bald ein Schätzchen."
Autor unbekannt

Zu guter Letzt fällt mir noch ein Märchen ein: Kennst du das Märchen „Frau Holle"? Goldmarie war fleißig und Pechmarie faul. Deshalb regnete es auf Goldmarie viele viele Goldmünzen und auf Pechmarie schwarzes Pech hinab.

Die Zitate, das Gedicht und auch das Märchen zeigen folgende Wertvorstellungen auf: Arbeit macht keinen Spaß, der Mensch muss jedoch fleißig sein. Wer sich nicht der Mühsal und Qual der Arbeit stellt und jeden Tag kontinuierlich fleißig arbeitet, der ist faul und kann auch nicht erfolgreich und glücklich im Leben werden.

Das haben wir alles in unserem Kopf. Damit sind wir aufgewachsen. Kein Wunder, dass wir denken, wir müssten uns wie wahnsinnig Tag für Tag abrackern, nur ganz selten ausruhen und dass Arbeit keinen Spaß machen darf. Dass wir wenig arbeiten dürfen, einer Tätigkeit nachgehen können, die uns erfüllt und Freude bereitet, gutes Geld verdienen und uns dazu auch noch viel Freizeit und Genuss gönnen dürfen, das haben wir in unserer Gedankenwelt leider nicht mitbekommen. Aber macht nichts. Wir können das ändern. Dafür gibt es den Häuptlingspfad!

Rhythmische Praxis: Häuptlingin Süße Arbeitsfreude

Vorgehensweise:

1. Kreiere für dich einen (oder auch zwei) neue Glaubenssätze, der deiner Vorstellung von Arbeit entspricht. Ich schlage dir einfach ein paar Sätze vor. Sehr gerne suchst du dir davon 1-2 Sätze aus oder aber erschaffst deinen ganz eigenen Glaubenssatz von Arbeit, von dem du überzeugt bist, dass er stimmt. Wichtig dabei ist, dass es sich um ein positives Verständnis von Arbeit handelt, das dich in deinem Alltag unterstützt!

Hier einige Beispiele:

Arbeit darf Spaß machen.
Ich darf mir meine Berufung suchen (Beruf!).
Es darf mir gut gehen.
Ich darf mir eine Arbeit suchen, die mir Spaß macht.

Ich darf wenig arbeiten.
Ich darf nichts tun, trödeln und Zeit verplempern.
Das Leben ist schön.
Ich darf mein Leben entscheiden.
Ich darf mein Leben genießen.
Ich darf mein Leben und meine Arbeit wählen.

2. Hast du für dich einen Satz oder auch zwei Sätze gefunden, die dich in der Zukunft begleiten dürfen? Schreibe diese auf einen Zettel und lege ihn auf deinen Schreibtisch!

Schluss mit der alten Denkweise, dass unser Leben aus mühevoller Arbeit, wenig Freizeit und Aufopferung bestehen muss. Der Mensch hat einen Zweck aus sich heraus, er muss nichts tun, um ein Recht auf Leben zu haben. Du bist wertvoll und hast ein Recht auf Leben, auch wenn du nichts tust, keine Leistung erbringt. Aber hat nicht jeder Mensch eine Aufgabe in diesem Leben? Ja, ich denke, die haben wir!

Du hast eine Aufgabe in deinem Leben, dein Leben hat einen Sinn!

„Unsere wahre Aufgabe ist es,
glücklich zu sein."
Dalai Lama

Wegweiser 8:

Baue dein Tipi (Zelt) ohne Kraftaufwand

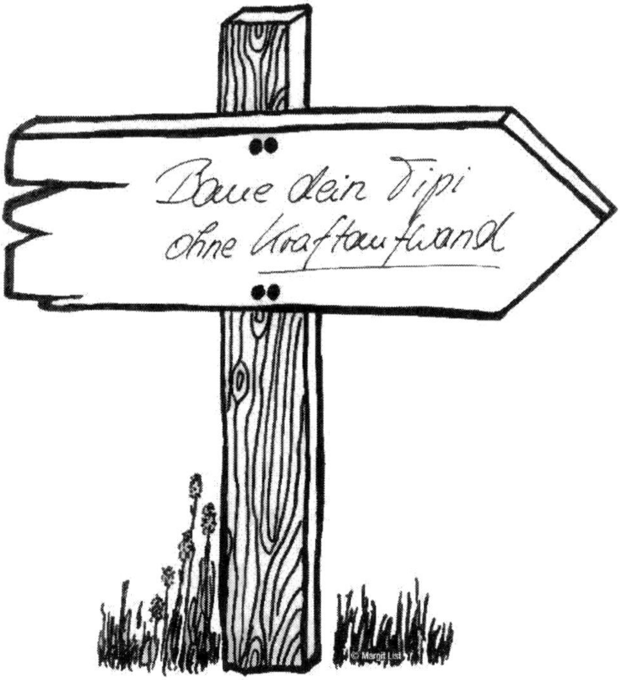

Perfektion lohnt sich nicht
Du machst alles perfekt? Am liebsten nicht nur 100-prozentig, sondern 120-/180-/200-prozentig? Dann muss ich dir sagen: Es lohnt sich nicht. Du verschwendest deine Kräfte! Klar gibt es Arbeiten, bei denen muss alles ganz

perfekt sein, denke nur an die Konstruktion eines Architekten oder bei einer Operation. In 95 Prozent der Fälle reicht es jedoch, wenn deine Arbeit zu 80 Prozent perfekt ist, und die Arbeit ist immer noch sehr gut in ihrer Qualität. Du glaubst mir nicht? Dann möchte ich dir gerne das Pareto-Prinzip vorstellen.

Das Pareto-Prinzip besagt, dass du in vielen Fällen ein 80-prozentiges Ergebnis mit nur 20 Prozent deines Einsatzes erreichen kannst.
Ja, du benötigst nur 20 Prozent deiner Kraftanstrengung und Zeit, um eine Arbeit zu 80 Prozent perfekt zu erledigen! Das bedeutet umgekehrt, dass du bei einem 100-prozentigen Ergebnis die letzten 20 Prozent mit 80 Prozent deines Einsatzes (Kraft und Zeit) erreichst. Gemäß dem Prinzip stehen Aufwand und Ergebnis nicht in einem linearen Verhältnis zueinander. Das bedeutet, du hättest bei dem Aufbau eines Schrankes vier Schränke mehr aufbauen können, wenn du kein 100-prozentiges Ergebnis anstrebst, sondern eben nur 80 Prozent.

Sowohl im Privatleben wie auch für ein Unternehmen gibt es eine Vielzahl an Möglichkeiten, bei denen du durch die Anwendung des Pareto-Prinzipes erhebliche Effizienzsteigerungen in den verschiedensten Projekten (Dienstleistungen, Produktion) erreichen kannst. Gerade für Unternehmen kann der effiziente Einsatz von Ressourcen auf dem eng umkämpften Markt ein entscheidender Wettbewerbsvorteil sein, wenn das Verhältnis Aufwand zu Ertrag gesehen wird, um die Produktivität zu steigern. Das Prinzip kann privat und beruflich wahre Wunder für dich bewirken. Es hilft dir, Zeit zu sparen und produktiver zu werden. So macht Arbeit dann auch Spaß, da sie fließen kann und gewinnbringend ist (vgl. Frenk 2020).

Nützliches von Nebensächlichem unterscheiden
Durch das Pareto-Prinzip lernst du übrigens auch, deinen Fokus auf die großen, wichtigen Dinge zu richten und dich nicht im Detail zu verlieren. Wirklich erfolgreiche

Menschen sind Genies in der effizienten Nutzung ihrer Zeit. Sie verschwenden ihre Ressourcen nicht für unnütze Dinge und *haben* deshalb auch Zeit für Erholung, Hobbys und Privatleben. Wie hört sich das an?

Du bügelst immer noch deine ganze Wäsche, auch Handtücher und T-Shirts? Hör auf damit. Ab sofort wird nur noch gebügelt, was unbedingt notwendig ist. Du machst deine Aktenvermerke in der Arbeit immer mit größter Sorgfalt. Achtest auf ein gutes Deutsch und dass kein Tippfehler darin ist? Schluss damit. Dein Deutsch ist besser, als du denkst. Zudem hat ein kleiner Tippfehler noch keiner Dokumentation geschadet. Du kannst deine Dokumentation deshalb ab sofort viel schneller erledigen. Die übrige Zeit kannst du für andere Dinge nutzen, beispielsweise zur Verbesserung des Betriebsklimas, indem du die Kollegin fragst, ob du ihr einen Kaffee aus der Kantine mitbringen kannst. Verstanden? Aber klar! Manchmal ist es aber trotzdem nicht so einfach, loszulassen. Was ist, wenn die Chefin meckert? Was macht das mit dir? Wie gehst du mit dir selbst bei Fehlern um? Hierzu wieder zwei gute Handwerkzeuge auf deiner Reise, auf dem Häuptlingspfad zur Gelassenheit.

Handwerkzeug: Häuptlingin Optimierung

Vorgehensweise:

1. Zu Beginn eines Arbeitstages, egal ob privat oder im Job, erstelle dir einen einfachen Tagesplan, welche Dinge (Aufgaben, Entscheidungen) heute wichtig sind. Schreibe auf einem einfachen Zettel mit Spiegelstrichen auf, was heute wichtig ist, was du tun möchtest.

2. Verteile nun Zahlen, setze Prioritäten: 1, 2, 3, 4, 5 usw., die Reihenfolge, in der du die Aufgaben abarbeiten möchtest. Welche Reihenfolge ist die optimale, macht

am meisten Sinn und verbraucht am wenigsten Ressourcen (Zeit, Materialkosten)?

3. Arbeite nun nacheinander die Punkte ab und bleibe gleichzeitig flexibel. Es kommt ein Anruf rein? Wo möchtest du die neue Aufgabe verorten? Ist sie wichtig und/oder dringend? Deinen Tagesplan hast du, Gott sei Dank, mit Abständen geschrieben (zwischen den Spiegelstrichen). Du kannst ohne weiteres die neue Aufgabe in den Tagesplan einfügen und eine neue Nummer anhängen. Zum Beispiel 7b, wenn du die Aufgabe unter Punkt 7 einordnest – je nach Priorität.

Achtung: Unterscheide immer zwischen wichtigen Aufgaben und dringenden Aufgaben! Ist etwas dringend, so heißt das noch lange nicht, dass es wichtig ist und oberste Priorität besitzt. Eine Aufgabe kann natürlich auch wichtig und sehr dringend zugleich sein. Sei nicht zu perfektionistisch. Ich denke, dass du im Inneren genau weißt, was hohe Priorität in der Abarbeitung hat und was noch ein wenig warten kann.

4. Wenn du nun mit der ersten Aufgabe beginnst, dann gehe mit der Haltung an die Arbeit, dass du nur wenig Zeit (20 Prozent) in das Projekt stecken möchtest und dich dabei fragst: Welche Arbeitsschritte sind wesentlich, welche kann ich vernachlässigen oder vereinfachen? Du wählst bei der Erledigung der Aufgabe den kürzesten und effektivsten Weg und das nach dem Pareto-Prinzip.

Beispiel:
Auf deinem Zettel für den Tag stehen drei Punkte, die dir wichtig erscheinen. Du beginnst natürlich mit der Aufgabe, der du eine Eins gegeben hast, da diese oberste Priorität hat, beispielsweise die Rückrufe der Kunden. Du telefonierst mit den Kunden, achtest jedoch sowohl auf den Zeiteinsatz als auch auf die gesprochenen Inhalte. Welche Punkte sind wesentlich im Gespräch? Was ist das Ziel des Gesprächs? Wie lange darf das Gespräch

maximal dauern? Wenn du dir das vorher überlegst, ist dir das Ergebnis der Telefonate so gut wie sicher und du hast einen minimalen Zeiteinsatz gefahren – mit maximalem Output! Verstehst du, was ich meine? Wie oft telefonieren wir mit Kunden oder sprechen mit Kollegen, ohne auf die Zeit zu achten oder ohne uns konkret auf die Gesprächsinhalte und -ziele vorzubereiten. Die Vorbereitung benötigt oft nur 2-3 Minuten, aber spart uns durch die Klarheit eine Menge Kraft und Zeit bei der Umsetzung. Merkst du den Unterschied? Weiter ist bei dem Telefonat mit dem Kunden noch wichtig, dass du davon Abstand nimmst, im Gespräch „alles zu geben" und gut zu sein. Es reicht, wenn du einfach du selbst bist, mit deiner Art, deinem Charme und Humor. Vielleicht ist das noch viel besser, da du so authentisch bist und die Kunden besser Vertrauen zu dir fassen können.

Zusammengefasst bedeutet das: Du planst nun jeden Tag und entscheidest, was heute in welcher Reihenfolge wichtig für dich ist. Den ganzen Tag fokussierst du dich auf diese Punkte und weichst von deinem Plan nur in Not- und Ausnahmefällen ab! Bei der Umsetzung der Aufgaben konzentrierst du dich auf die wesentlichen und kürzesten Handlungsschritte, die du unter minimalem Zeitaufwand kontinuierlich abarbeitest. Et voilà: Du hast ein nahezu perfektes Ergebnis (von 80 Prozent) – mit minimalstem Ressourceneinsatz und viel Kraft für weitere Projekte.

Kleiner Tipp: Die Vorgehensweise des Pareto-Prinzips solltest du auch zu Hause beim Haushalt anwenden. Gerade im Haushalt kannst du mehr als uneffektiv arbeiten und die Frage ist natürlich auch, wie sauber eigentlich sauber ist. Das entscheidest du, auch hier kann das Pareto-Prinzip wahre Wunder wirken und dir viel Zeit einsparen. Das Bad richtig zu putzen, würde also bedeuten, dass du so wenig wie möglich Zeit dafür investierst, dir jedoch bewusst bist, welche Putzarbeiten und Stellen wesentlich sind und welche vernachlässigt werden können. Natürlich macht sich ein effektiv arbeitender Hausmann oder Hausfrau auch immer Gedanken über eine sinnvolle Vorgehensweise, um Arbeiten nicht doppelt erledigen zu müssen. So würde ich von oben nach unten putzen und die Reinigung der Toilette als wesentlich betrachten, wohingegen ich bei den Badkacheln meist nur Katzenwäsche durchführe, da sie zu den unwesentlichen Arbeiten beim Badputz gehören.

Achtung: Achte darauf, dass du dir durch die gute Strukturierung des Alltags und der optimalen Arbeitsabläufe nicht immer mehr Aufgaben aufladst. Es macht durchaus Sinn, effektiv zu arbeiten. Es ist jedoch genauso wichtig, die gewonnene Zeit nicht nur in neue Aufgaben zu stecken, sondern im Privatleben auch in die Freizeit und bei der Arbeit in *Teamzeit*, die gerne auch einmal unbeschwert und ohne große Pläne sein darf. Gute Beziehungen in Job, ein guter Spirit im Team zahlen sich hundertfach aus. Das kennst du! Wenn die Beziehung zum Kollegen gut ist, dann macht die Arbeit Spaß und alles klappt wie am Schnürchen. Es entstehen kaum Reibungsverluste durch Konflikte, Missverständnisse oder Fehltage. Hier noch ein prima Handwerkzeug für dich, mit dem du lernen kannst, deinen Perfektionismus abzulegen.

Handwerkzeug: Häuptlingin Unperfekte Feder

Vorgehensweise:

1. Suche dir eine Arbeit, die du bisher immer sehr perfekt und gründlich erledigt hast. (Dokumentation in der Arbeit, Staubsaugen im Haushalt).

2. Führe die Arbeit bewusst schnell und unperfekt durch. Im Haushalt sage ich gerne „Katzenwäsche" oder „Katzenhaushalt" dazu.

3. Halte inne: Wie geht es dir nach der Arbeit? Wie fühlst

du dich? Unzufrieden, bekommst du Angst, hast ein leichtes Bauchgrummeln? Oder hat dir die Katzenwäsche so richtig Spaß gemacht?

Wenn du bisher sehr korrekt und perfektionistisch im Haushalt warst, dann beachte, dass es am Anfang ganz normal ist, dass es dir nicht so gut geht, wenn du beginnst, alle Arbeiten nur zu 80 Prozent perfekt zu machen. Du gewöhnst dich aber daran, wirst lernen, damit umzugehen (wenn du dich selbst kritisierst oder jemand von außen). Du wirst Kraft für die eigentlich wichtigen Dinge im Leben haben.
Du wirst sehen, das Pareto-Prinzip führt dich zu mehr Leichtigkeit und Wohlbefinden in deinem Leben. Genau so soll es sein.

Gerade wenig Zeit? Dann lade dir jetzt die **SOS-SCHNELL-TIPPS** für mehr Gelassenheit, deine maximale Kraft und gesundheitliche Stabilität herunter! Für Führungskräfte, Arbeitnehmer und alle Menschen wie du und ich. **PLUS Gratis 5 BILDER** aus der eigenen Feder von Margit List aus DIESEM Buch (inkl. Häuptlingin-Bild), kostenlos im DIN A4-Format zum Ausdrucken!

Wegweiser 9:

Habe den Mut, Mensch zu sein

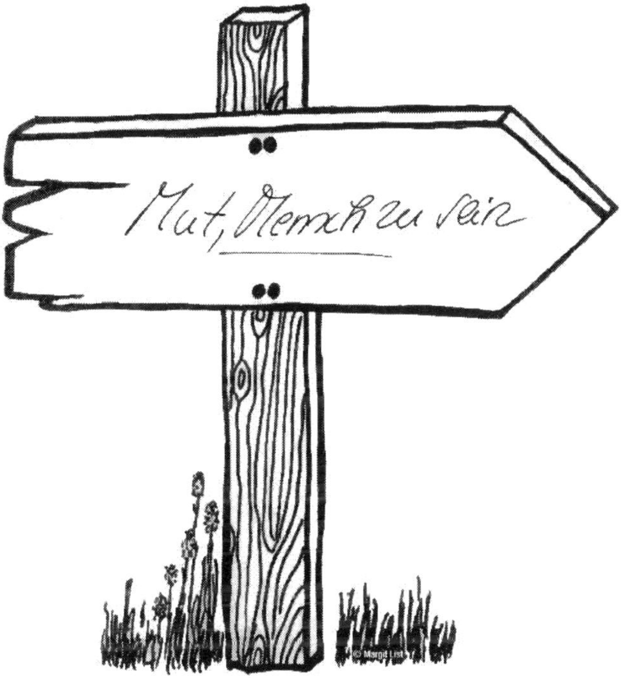

Gefühle sagen dir, was du dringend brauchst
Es ist nicht einfach, gerade in der Arbeit, Mensch sein zu dürfen, oder? Sich das Recht herauszunehmen, für sein Wohlergehen zu sorgen und sich selbst sowie seine Bedürfnisse einzubringen. Ist es nicht deine Aufgabe, in der Arbeit reibungslos zu funktionieren? Nein, das ist nicht

gut, sage ich dir. Denn das geht auf Kosten deiner Gesundheit und auf Kosten des Betriebs, in dem du arbeitest. Was genau unterscheidet uns von Maschinen oder der digitalen Welt? Ja, ganz genau: unsere menschlichen Regungen, Gefühle und Bedürfnisse. Drückst du deine Gefühle und Bedürfnisse stets weg oder verleugnest sie, dann möchte ich auf Dauer nicht in deiner Nähe sein. Dann bist du sicher eine tickende Zeitbombe, die jeden Moment zu explodieren droht. Oder du verlierst selbst zunehmend an Lebenskraft und Power und gehst ein wie ein Blümchen ohne Wasser. Also raus mit deiner menschlichen Seite, deiner Persönlichkeit. Wenn du privat und beruflich bessere Beziehungen haben möchtest oder einen positiven Einfluss auf das Betriebsklima bei der Arbeit, dann sei du selbst! Was lässt dich gerne zur Arbeit gehen? Na klar, es sind meist die netten Kollegen oder die freundlichen Kunden. Was macht dein Leben lebenswert? Die lieben Menschen, Familie und Freunde in deinem Leben, neben deinen eigenen Visionen, Zielen und Lebenssinn.
Wenn du dich um deine Gefühle und Bedürfnisse kümmerst und dir das holst, was du brauchst, dann kümmerst du dich gleichzeitig um andere Menschen.

Du selbst bist die Veränderung, die du gerne in deinem Umfeld hättest

Fange einfach damit an, die Dinge zu tun, die du selbst gerne hättest. Du fändest es schön, wenn andere an deinen Geburtstag denken? Dann fängst du jetzt damit an, an den Geburtstag deiner Kollegen zu denken. Du magst es, wenn Kollegen Interesse an deiner Person zeigen und hin und wieder Fragen stellen wie: „Wie geht es dir? Wie war dein Wochenende?“ Du schätzt es, wenn Kollegen hilfsbereit sind. Dann fängst du damit an. Du magst es, wenn Menschen „Danke“ sagen, wenn sie etwas bekommen haben. Dann tue du das. Du liebst „unbeschwerte Teamzeit“, mit Kollegen einfach mal so zusammenzusitzen? Dann schlage im Team vor, dies zu tun. Dich stört etwas? Dann sprich es an. Ein Kollege hat einen Fehler gemacht? Dann sage, dass das jedem einmal passieren kann und zeige Verständnis. Du machst den Anfang! Du wirst sehen, die Welt verändert sich auf wunderbare Weise um dich herum.

Magst du warten, bis du schwarz bist?
Meist warten wir auf die Anderen, meist auf „die da oben", zum Beispiel die Führungskraft oder die Politiker, die etwas verändern, etwas tun sollten. Wir sind jedoch selbst für uns verantwortlich und haben mehr Macht und Möglichkeiten, als uns bewusst ist. Eine Führungskraft ist oft dankbar für wertvolle Impulse und Hinweise von den Mitarbeitern, die an der Basis arbeiten. Du bist es, der die Initiative ergreifen muss, auf sich und seine Gefühle hören darf und dafür geschaffen ist, Anfänge zu setzen. Nein, nicht abwarten, sondern handeln! Egal wie, aber komme ins Handeln. Das Wichtigste ist, dass du in die Gänge kommst. Nicht, dass perfekt ist, was du machst: „Mach es einfach, aber mach's einfach!" Eine tolle Empfehlung von Sabine Asgodom, die bekannteste deutsche Managementtrainerin und Bestsellerautorin, wie ich finde. Deshalb auch der nächste Schritt auf deiner Reise zu dir selbst, zu der Melodie deines Lebens.

Handwerkzeug: Häuptlingin Schöne Veränderung

Vorgehensweise:

1. Gibt es etwas bei der Arbeit oder aber auch in deinem Privatleben, das du gerne verändern würdest? Was würdest du dir wünschen, wie andere Menschen mit dir umgehen sollen? Was hättest du gerne, was andere Menschen machen sollen? Damit fängst du jetzt an!
Schreibe eine Sache, die du gerne verändern würdest, auf ein Post-it.

2. Klebe das Post-it nun auf die Vorderseite deines Kalenders.

3. Das Post-it bleibt auf der Vorderseite des Kalenders, bis du den ersten Schritt getan hast. Beispiel: Du legst einen Geburtstagskalender von allen Menschen an, die dir wichtig sind.

4. Setze dir ein Datum, bis wann du die Aufgabe erledigt haben möchtest. Sei hierbei großzügig. Wichtig ist, dass du die Sache tatsächlich umsetzt.

Warte nicht darauf, dass „die Gesellschaft" oder „die Anderen" sich verändern. Da kannst du lange warten. Beginne selbst damit! Gerne kannst du die Übung immer wieder wiederholen. Du hast doch sicher viele tolle Vorstellungen, was sich in deinem Leben verändern sollte!?

„Der beste Weg,
einen Freund zu haben,
ist der, selbst einer zu sein!"
Ralph Waldo Emerson

Menschsein bedeutet jedoch nicht nur, zu geben, sondern auch zu nehmen. Du zeigst dein Menschsein, indem du deine Bedürfnisse und Gefühle achtest und immer besser lernst, mit diesen umzugehen.

Beispiel:
Deine neue Teamleitung macht seit Neuestem Teamsitzungen, die manchmal ohne Pause über zwei Stunden dauern. Die anderen Kolleginnen halten dies wohl gut durch, du hast jedoch meist schon in der Halbzeit das Bedürfnis nach einer kleinen Pause. Du sagst aber nie etwas, sondern hältst durch bis zum Schluss. Sorge im Alltag stets für deine „kleinen Bedürfnisse" und kommuniziere diese offen und authentisch. Sei ruhig auch mal etwas un-

bequem. Besser unbequem als irgendwann krank! Vergiss bitte auch nicht, deine Meinung zu äußern. Von dir selbst kannst du immer sprechen, da gibt es kein Richtig oder Falsch! Dafür habe ich auch ein machtvolles Handwerkzeug für dich: Störungen ansprechen!

Handwerkzeug: Häuptlingin Offene Ansprache

Vorgehensweise:

1. Überlege dir, was du zukünftig nicht mehr hinnehmen, sondern ansprechen möchtest. Was stört dich?

2. Wann möchtest du das, was du dir in 1. vorgenommen hast, konkret ansprechen? Suche dir einen Tag, eine bestimmte Situation aus, in der du dein Anliegen ansprechen möchtest.

3. Belohne dich mit einer Kleinigkeit, nachdem du dein Anliegen zur Sprache gebracht hast. Hierbei ist es nicht wichtig, wie das Gespräch gelaufen ist und ob es ein Erfolg war. Was alleine zählt ist, dass du den Mut hattest, die Angelegenheit anzusprechen. Du hast es getan! Kaufe dir ein Eis, eine Rose oder gönne dir sonst irgendetwas Kleines, was für dich etwas Besonderes und eine Belohnung ist.

Ganz wichtig: Belohne dich stets nach einem Erfolg und wenn er noch so klein ist! So wird dein Unterbewusstsein auf Erfolg konditioniert und dein neues Verhalten verstärkt.

Wegweiser 10:

Gehe zu deinem Stamm und suche neue Freunde

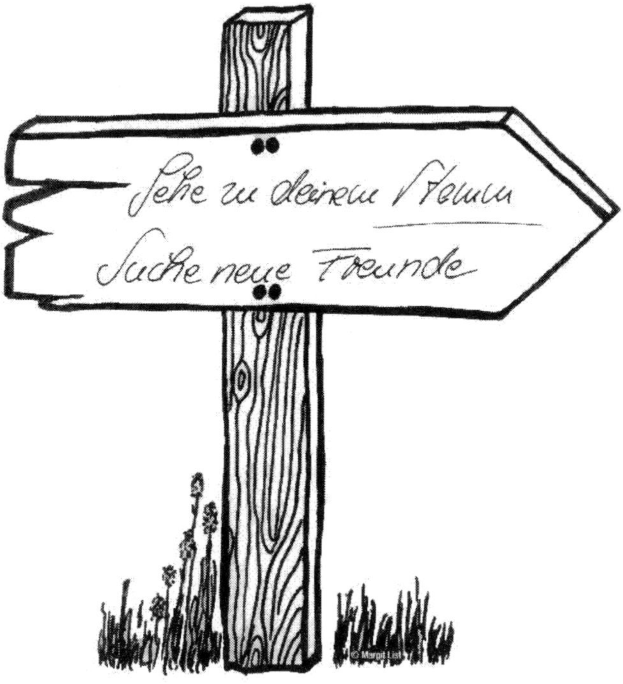

Wir Menschen sind Gemeinschaftswesen

Ich glaube, spätestens seit der Corona-Pandemie ist uns allen klar: Wir Menschen sind keine Einzelwesen, sondern Gemeinschaftswesen, die die Nähe von anderen Menschen und den Austausch brauchen. Bereits Aristoteles bezeichnete den Menschen als „gesellschaftliches Wesen", der seine Natur nur in der Gemeinschaft mit anderen Menschen verwirklichen kann. Ein Mensch, der völlig allein und ohne jede Bindung ist, geht seelisch und körperlich zugrunde und wird – abgesehen von wenigen Ausnahmen – krank.

Wie konkret der Mensch sein Bedürfnis nach Gemeinschaft lebt, bleibt jedem selbst überlassen. Eines ist jedoch sicher: Wir brauchen Beziehungen und physischen Kontakt zu anderen Menschen, nur dann fühlen wir uns geborgen und wirklich angenommen. Martin Buber, ich habe es schon einmal erwähnt, ein Religionsphilosoph, geht sogar noch weiter, indem er sagt: „Der Mensch wird am Du zum Ich". Das besagt, dass wir andere Menschen wie einen Spiegel brauchen, um unsere eigene Identität zu entfalten und uns selbst zu verwirklichen. Nicht nur das: Es ist uns auch ein Bedürfnis, andere Menschen zu berühren, sie ganz nah körperlich zu spüren oder zu umarmen.

Für die Indianer sind alle Menschen, Tiere und die Natur wie ihre Brüder und Schwestern. Für sie ist Gemeinschaft mit anderen Menschen, Tieren und der Natur auf der Mutter Erde existenziell. Diese wird durch Spiele, Gesänge und Tänze kultiviert und verehrt. Durch Stammestänze werden Tiere verehrt, der Regen beschworen oder voller Dankbarkeit im Gebet in der Sonne getanzt.

Kümmere dich aktiv um deine Beziehungen

Die zunehmende Digitalisierung, Social Distancing durch die Pandemie und der Trend zu Homeoffice macht uns allerdings einen Strich durch unser Bedürfnis nach Gemeinschaft, Zugehörigkeit und Verbindung. Wir Menschen sind deshalb zunehmend gefordert, uns die sozialen Kontakte selbst aktiv zu holen, die wir uns wünschen und brauchen. Von allein läutet heute niemand mehr an der Türe, so wie es früher einmal war. Es sei denn, es ist der Postbote.

Du bist heute also in der Verantwortung wie noch nie, dir deine menschlichen Kontakte und Beziehungen durch aktives Tun und Handeln zu holen. Du fragst eine entfernte Freundin, ob sie Lust hat, mit dir einen Spaziergang zu machen? Du fragst deinen Bruder, ob du ihn mal wieder besuchen darfst? Du bittest deinen Chef um wöchentliche Teamtreffen, da du ausschließlich im Homeoffice arbeitest und dir mehr Kontakt zu deinen Kolleginnen wünschst? Fühle in dich hinein, welche Kontakte und wie viel Beziehung du brauchst und werde aktiv! Nur so kann deine Seele auf Dauer gesund bleiben. Du gewinnst wieder Kraft und Stabilität für deinen Alltag. Lade deine Familie, Freunde und Bekannte beispielsweise zum Geburtstag ein, vorausgesetzt sie tun dir gut und geben dir Kraft. Hole dir die Menschen in dein Leben, wie du es brauchst.

Übrigens: Es ist für dein Gegenüber überhaupt nicht komisch, wenn du ihn zum Beispiel fragst, ob er mit dir zusammen einen Kaffee trinken möchte. Ganz im Gegenteil. Der andere ist erwachsen und kann jederzeit „Nein“ sagen. Habe keine Angst vor einem Korb. Das gehört im Leben dazu. Das Leben ist ein Abenteuer! Wer nicht wagt, der nicht gewinnt. Auf geht’s deshalb zur nächsten Übung, zum nächsten Handwerkzeug auf dem Häuptlingspfad.

Handwerkzeug: Häuptlingin Große Freundin

Du hättest gerne mehr Freunde? Oder andere Freunde? Oder einen neuen Freund, eine neue Freundin? Das ist prima, das ist Leben!

Vorgehensweise:

1. Frage jemanden, den du sympathisch findest und gerne näher kennenlernen würdest, ob er oder sie Lust

hätte, mit dir einen Kaffee/Bier/Wein zu trinken oder einen Spaziergang zu machen. Trau dich! Du könntest auch deine Handynummer anbieten, damit ihr, wenn es für beide passt, etwas verabreden könnt.

2. Gib dem anderen etwas Zeit, frage dann aber ruhig über Handy noch einmal nach, ob er/sie zum Beispiel Lust auf einen Spaziergang hat.

3. Es hat geklappt? Prima! Belohne dich anschließend mit einem Geschenk, z. B. einer Rose oder einem Eis.

4. Wie war die Verabredung für dich?

Bedenke: Du selbst kannst Nähe und Distanz einer Freundschaft bestimmen. Du kannst auch gut mit jemandem befreundet sein, aber ihr trefft euch faktisch nur zwei Mal im Jahr. Das Gleiche gilt auch bei deiner Familie. Es gibt nicht nur ganz oder gar nicht. Du kannst deine Beziehungen dosieren, wie du sie haben möchtest.
Hierzu gibt es gleich das nächste Handwerkzeug auf deiner wunderbaren Reise, auf dem Häuptlingspfad.

Handwerkzeug: Häuptlingin Große Familie

Vergiss deine Familie nicht! Auch wenn du kein so gutes Verhältnis zu deinen Familienmitgliedern hast, ist es wichtig, ab und zu Kontakt zu ihnen zu haben. Hierbei helfen Rituale aus dem Jahreskreislauf wie Ostern, Geburtstag oder Weihnachten. Zur Weiterentwicklung deiner Persönlichkeit, in Auseinandersetzung mit deinen Wurzeln, ist der Kontakt wichtig. Hierbei gibt es natürlich Ausnahmen und Grenzen.

Vorgehensweise:

1. Überlege dir, zu wem in deiner Familie du regelmäßig

Kontakt haben möchtest. Schreibe die Namen untereinander auf.

2. Schreibe nun neben jeden Namen, wie der Kontakt aussehen soll. Höre hier auf dein Gefühl, es wird dir die richtige Dosis sagen, damit dir der Kontakt auch guttut.

Beispiel:
Deine Mutter würdest du gerne regelmäßig besuchen, ungefähr einmal die Woche auf einen Kaffee oder zum gemeinsamen Einkaufen. Geburtstag, Weihnachten und Ostern möchtest du deine Mutter ebenfalls treffen, für ein Essen oder zum Kaffeetrinken.
Die Beziehung zu deiner Schwester ist aus deiner Sicht schwierig? Du möchtest jedoch den Kontakt nicht abbrechen lassen? Deshalb rufst du regelmäßig zu ihrem Geburtstag an und vergisst auch die Geburtstage deiner Neffen nicht. Weihnachten möchtest du deine Schwester mit Familie zu Kaffee und Kuchen einladen.

Merkst du es? Du musst gar nichts. Du darfst die Intensität zu deiner Familie, und natürlich auch zu allen anderen Menschen wie Freunden und Bekannten, selbst bestimmen. Du kannst sie intensiv gestalten, aber auch reduzieren. Du bestimmst! Überlege dir jedoch gut, ob es für dich das Beste ist, wenn du einen Kontakt ganz abbrichst. Blut ist dicker als Wasser und wir knabbern ein Leben lang an unseren familiären Beziehungen.

Wegweiser 11:

Schließe echte Freundschaften und folge den Spuren deiner Vision!

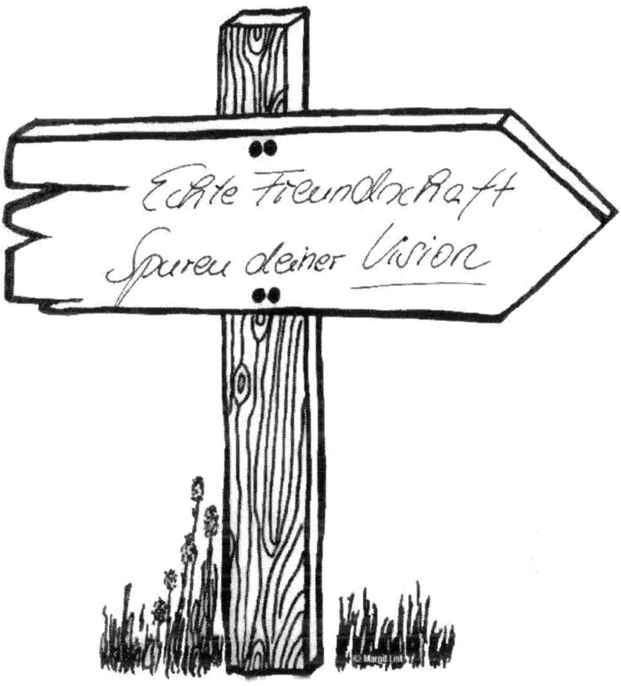

Willst du mit mir gehen?
Weißt du eigentlich, was wirklich wichtig ist im Leben? Was das Allerwichtigste ist im Leben? Das ist nicht dein Beruf, das Geld auf deinem Konto, dein Haus oder dein Status und Ansehen in der Gesellschaft! Nein, es sind deine ECHTEN Freundschaften und der Stern deiner Vision, den du in deinem Herzen trägst.

Aber was sind eigentlich *echte* Freundschaften? Was meine ich mit Vision genau?

Für Häuptlinge und Indianer waren Freundschaften die Basis allen Lebens und die Grundlage für Verhandlungen und Geschäfte. Ein echter Freund wurde Bruder bzw. Schwester genannt und die Beziehung war geprägt von Vertrauen, Schutz, Verbindlichkeit, Mitgefühl und Zuneigung. Für einen Freund geht ein Indianer durchs Feuer, denn er ist einmalig, besonders, unersetzlich und heilig. Das Band der Freundschaft wurde in der Regel durch eine Zeremonie besiegelt, der gegenseitige Austausch des Blutes. Hierbei ritzte jeder Indianer seine Pulsader an, die betreffenden Pulsstellen wurde dann aneinandergepresst, so dass das Blut des Bruders oder der Schwester von nun an auch in den eigenen Adern fließt, so der Glaube der Indianer. Die Blutsbrüderschaft der Indianer wird begleitet von einem Schwur auf ewige Freundschaft, Hilfe in schwierigen Zeiten und Zuneigung. Ich bin mir ganz sicher, dass du das aus den Winnetou-Filmen kennst und du gerade auch die betreffende Szene aus dem Film vor Augen hast. Obwohl Freundschaft, der eigene Stamm, die Familie für Indianer fundamental wichtig in ihrem Leben sind, setzen sie sich selbst an erste Stelle. Was meine ich damit? Ein Indianer ist der Auffassung, dass er eine wichtige Aufgabe in seinem Leben hat und dass er andere Menschen nur wirklich lieben kann, wenn er sein eigenes Wohl an erste Stelle setzt. Der Glaube an die eigene Aufgabe, Bestimmung und Vision im Leben hat für Indianer einen göttlichen Ursprung, so dass er eine höhere Verantwortung in der Welt trägt und er so nicht sein Leben dem Leben anderer unterordnen darf. Diese Balance im Leben zu finden ist auch für Indianer immer wieder schwer: für seine Brüder und Schwestern da zu sein, sich jedoch immer an erste Stelle zu setzen. In diesem Zusammenhang würde ich Vision auch als höhere Aufgabe/Ziel bezeichnen.

Freundschaft war bei den Indianern übrigens auch an

eine hohe Verbindlichkeit geknüpft. Insbesondere Versprechen waren heilig und mussten unter allen Umständen eingehalten werden. Du kennst sicher den Begriff „Indianerehrenwort", d. h. das Versprechen eines Indianers ist an seine Ehre geknüpft und darf nicht gebrochen werden. Genauso wachsen echte Freundschaften und es entsteht Vertrauen, Wertschätzung und Bindung, auch heute noch!

Eine Persönlichkeit wirst du niemals allein

Die Philosophen haben hier noch eine andere Sichtweise (vgl. Zink 1994, S. 87), was ich persönlich sehr spannend finde. Sie sagen, dass wir niemals zu einer echten Persönlichkeit heranreifen können in „einsamer Genügsamkeit" (Zink 1999, S. 34), sondern wir brauchen dazu andere Menschen, für die wir unersetzlich, einmalig und nicht austauschbar sind. Weißt du, was ich meine? Ich denke hierbei an die Beziehung zu meiner Schwester, meinen Nichten und Neffen. Für sie bin ich einfach Margit, Schwester, Tante und kein anderer Mensch der Welt kann mich jemals ersetzen. Ich würde das auch Liebe nennen oder aber eine tiefe echte Beziehung zueinander, weil es bei mir ganz genauso ist. Freunde machen demzufolge unser Leben nicht nur reicher und bunter, sondern wir brauchen sie, um uns zu einer Persönlichkeit entwickeln und unsere menschliche Würde entfalten zu können. Spannend, oder?

In der Arbeit sind wir Inhaberin einer Rolle

Die Arbeitswelt sieht hingegen ganz anders aus. Dort sind wir meist austauschbar, agieren in einer gesellschaftlichen Rolle, beispielsweise in der Rolle der Geschäftsführerin. Bei der Arbeit hast du in erster Linie eine Funktion, eine bestimmte Aufgabe. Die Beziehung zu deinem Arbeitgeber basiert auf einem Vertrag und nicht durch eine Beziehung, die aus sich heraus lebt, in der du spürst, dass du wertgeschätzt, geliebt und geachtet wirst. Aber brauchen wir echte Beziehungen nicht auch in der Arbeit, um in unsere volle Leistungskraft zu kommen? Ich behaupte, ja! Wir Menschen brauchen die Wertschätzung und Achtung unserer ganzen Persönlichkeit, unserer Gefühle und Bedürfnisse, um unser Leistungspotential voll enthalten zu könnten. Kunden kaufen vor allem bei Menschen, denen sie vertrauen können. Das Produkt selbst ist hierbei, etwas überzogen gesagt, nicht das Wichtigste, sondern wir kaufen bei Menschen, Persönlichkeiten und Marken, an die wir glauben und denen wir vertrauen. Denke zum Beispiel an die Kosmetikindustrie. Die Produkte, ob High-end oder günstige Produkte, ähneln einander in der Qualität immer mehr. Entscheidend ist hier die Marke, das Image, das Kundenversprechen und vor allem das Alleinstellungsmerkmal. Etwas Besonderes soll es sein, verbunden mit einer schönen Vorstellung und einem positiven Gefühl. Letztendlich ist es entscheidend, mit welchen Gefühlen, Gedanken und Vorstellungen das Produkt aufgeladen ist, denn: Irgendwie sind doch alle Lidschatten in der Qualität gleich, oder?

Ohne gute Beziehungen geht nichts

Arbeitsbeziehungen gehen natürlich nicht so tief wie echte private Beziehungen. Jedoch sind diese auch im Beruf unerlässlich, denn: Nur wenn ich mich als ganzer Mensch gesehen, angenommen und anerkannt fühle, werde ich mich voll für meine Arbeit und meinen Arbeitgeber einsetzen und bei Bedarf gerne mal eine Extrameile für ihn gehen.

Echte Beziehungen können übrigens nicht hergestellt oder verordnet werden. Sie brauchen „unbeschwerte Teamzeit“ zwischen Menschen, so dass sie frei *entstehen* können. Der Mensch ist mehr als seine Rolle und Funktion bei der Arbeit. Genau diese Wertschätzung des ganzen Menschen ist es, die ein positives Betriebsklima schafft, für mehr Effektivität und Produktivität im Unternehmen und weniger Fehltage.

Deine echten Beziehungen im Privatleben und im Job sind übrigens Kraftquellen für dich, deinen Körper und deine Seele. Vergiss also niemals, sie zu kultivieren. Doch wie genau kannst du das machen? Ganz einfach und auch doch nicht: Lasse die echte Beziehung durch deine Worte Realität werden, ganz ähnlich wie bei einer Blutsbrüderschaft bei den Indianern. Ich habe auch hier, auf dem Häuptlingspfad, wieder ein grandioses Handwerkzeug für dich, eine Übung und Anleitung, mit der du zu einer echten Freundin wirst.

„Ein bisschen Freundschaft
ist mehr wert
als die Bewunderung
der ganzen Welt."
Otto von Bismarck

Handwerkzeug: Häuptlingin Echte Freundin

Vorgehensweise:

1. Du hast einen lieben Menschen neu oder besser (bei Bekannten, Kollegen) kennengelernt und ihr versteht euch prima? Ihr tauscht euch schon eine ganze Weile über Handy aus? Du denkst auch an ihren Geburtstag, an Weihnachten usw.? Dann ist dir die Person sehr wichtig, du magst sie sehr? Schreibe ihren/seinen Namen auf einen Zettel!

2. Scheue dich nicht davor, sie/ihn eines Tages als „meine Freundin / mein Freund" zu bezeichnen, so dass es die Freundin auch hört. Führe das Wort in eurer Beziehung ein und schaue, wie sie/er darauf reagiert. Et voilà: Eine neue Freundschaft ist geboren! Worte schaffen Realität, vorausgesetzt deine neue Freundin stimmt zu, beispielsweise durch ein Lächeln.

3. Zeige der neuen Freundin immer wieder, dass sie etwas Besonderes für dich ist.

Beispiele:

- Wenn sie krank ist, biete ihr deine Hilfe an.
- Geschenke sind meist individuell auf den Freund zugeschnitten. Deine Freundin liebt zum Beispiel Weihnachten über alles? Dann versäume nicht, ihr ein kleines Weihnachtsgeschenk zu machen. Das wäre doch individuell und witzig, oder was meinst du?
- Halte deine Versprechen! „Versprochen ist versprochen und wird nicht gebrochen“, besagt ein altes Sprichwort. Es soll dir eine Ehre sein, dein Versprechen für deinen Freund einzuhalten: Indianerehrenwort!
- Vergiss in einer Freundschaft niemals, „NEIN“ zu sagen, wenn du etwas nicht möchtest. Mache deiner Freundin klar, dass sie unendlich wertvoll für dich ist und du auch gerne für sie da bist. Aber in diesem Fall musst du leider absagen. Gerade bei einer echten Freundschaft ist es wichtig, dass du dich an erste Stelle setzt.
- Frage bei deiner Freundin immer wieder an, gemeinsame Zeit zu verbringen: Scheue dich nicht, anzurufen und zu fragen, ob sie zum Beispiel Lust hat, auf deine Geburtstagsfeier zu kommen oder mit dir etwas zu unternehmen. Unbeschwerte freie Zeit und gemeinsame Erlebnisse verbinden und lassen die Freundschaft Stück für Stück wachsen.
- Eine Freundschaft besteht aus Geben und Nehmen sowie Nähe und Distanz. Gönne deiner Freundin auch die Ruhe und Distanz, die sie braucht. Auch darfst du eine Zeitlang mal mehr nehmen als geben, insgesamt sollte jedoch eine Balance entstehen, so dass die Freundschaft in keine Schieflage gerät und somit gefährdet wird.
- Schenke deiner Freundin großzügig Zeit, wenn es geht. Zeit ist ein Spiegel deiner Werte. Mit wem oder was du deine Zeit verbringst, zeigt, was dir wertvoll im Leben ist. Im Alltag investieren wir oft

viel Zeit in Arbeit, Karriere und Hobby und vergessen leicht, dass es die echten Freundschaften sind, die uns im Leben tragen und bereichern, gerade in Krisenzeiten.

4. Notiere dir unter dem Namen, was dir besonders wichtig ist, für diese Freundin zu tun. Auf was möchtest du in Zukunft besonders achten?

Ich hoffe, du verstehst meine Anregungen in einer Freundschaft als Vorschlag, nicht als Belehrung oder ein Muss. Ich möchte dich darauf hinweisen, dass Freundschaften gewisse Verhaltensweisen und Verbindlichkeiten brauchen. Freundschaften müssen gehegt und gepflegt werden, wie eine Blume, die ohne Sonne, Luft, Wasser und Erde ganz kläglich eingehen würde. Da kommt bei mir das Bild, wie oft ich durch meine Wohnung flitze, um schnell meine Pflanzen zu gießen. Bei mir gibt es Zeiten, da gieße ich die Pflanzen viel und regelmäßig, dann gibt es Zeiten, in denen ich es regelmäßig vergesse. Ich schaffe es jedoch immer, sie rechtzeitig zu gießen, bevor sie eingehen.

Folge deinen Träumen und Visionen

Du hast einen geheimen Traum, etwas, das du schon immer einmal machen wolltest? Es ist ein Traum, von dem du kaum glauben kannst, dass dieser für dich einmal Realität wird? Du glaubst nicht, dass diese Vision, der Traum zu deinem Leben gehören kann? Du möchtest gerne einmal im Leben nach Hawaii reisen? Du willst ein Buch schreiben? Oder am liebsten mit einem kleinen Café selbständig sein?
Gar kein Problem, hier kommt schon das nächste Handwerkzeug auf deinem Häuptlingspfad!

„Alle Dinge beginnen mit einer Vision.
Sie haben ihren Ursprung in einer Vision,
müssen dann auch noch ins Werk umgesetzt werden."
Indianische Weisheit

Handwerkzeug: Häuptlingin Große Vision

Vorgehensweise:

1. Nimm dir eine Stunde Zeit, fernab von aller Arbeit, anderen Menschen und Technik (Handy, Laptop usw.). Schreibe auf ein DIN-A4-Blatt in die Mitte „Träume/Visionen". Schreibe spontan alles, was dir einfällt, ganz wild und durcheinander um die Worte „Träume/Vision" herum auf. Was, glaubst du, ist deine Aufgabe im Leben? Was würdest du gerne tun, wenn du könntest?

2. Beginne, einer guten Freundin, von der du weißt, dass sie nicht dagegensprechen wird, von deinem Traum zu erzählen. Sprich deine Vision aus. Das kostet nichts. Es kann auch nichts passieren. Damit ist der erste Schritt schon getan, dass dein Traum Realität werden kann! Du hast dich ernst genommen, stehst zu deiner Vision. Du hast deine Vision durch Sprache in diese Welt gebracht und sie deiner Freundin erzählt. Das ist der Anfang! Schreibe den Traum gerne auch auf, in deinen Kalender, auf deine Schreibtischunterlage, in dein Handy.

3. Hole den Traum immer wieder zu dir, am Abend im Bett oder wenn du etwas Ruhe hast. Stelle dir vor, wie du diesen Traum lebst. Mache die Augen zu und lebe in Gedanken deinen Traum, in dem du die Hauptrolle spielst.

4. Du würdest den Traum gerne leben, dir fehlt aber das Geld? Aber auch dein Umfeld scheint „dagegen" zu sein und ist alles andere als hilfreich. Dann hole dir einen Coach! Gönne dir einen Coach, du bist es wert. „Wo ein Wille ist, ist ein Weg", auch wenn du derzeit meinst, pleite zu sein. Du wirst (zusammen mit deinem Coach) einen Weg finden. Trau dich, nach außen zu gehen, außerhalb deines „Dunstkreises". Es lohnt sich tausendfach. Vor allem: Was hast du zu verlieren?

Ganz wunderbar. Jetzt hast du deine Freundschaften,

deine Familie und deine Visionen und Träume. Was braucht der Mensch mehr? Beobachte auf dem Häuptlingspfad stets dich selbst, deine Gefühle, was du brauchst und wie es dir geht. Ziel ist, dass es dir gut geht. Wenngleich auch das immer wieder Arbeit an dir selbst erfordert. Aber das macht dir ja nichts, denn: Du gehst den Häutlingspfad in deinem Tempo und nimmst dir die Zeit, die du brauchst. Du beginnst, die Melodie deines Lebens zu schreiben. Deine ganz eigene!

„Auch die Pause
gehört zur Musik.“
Stefan Zweig

Gerade wenig Zeit? Dann lade dir jetzt die SOS-SCHNELL-TIPPS für mehr Gelassenheit, deine maximale Kraft und gesundheitliche Stabilität herunter! Für Führungskräfte, Arbeitnehmer und alle Menschen wie du und ich. PLUS Gratis 5 BILDER aus der eigenen Feder von Margit List aus DIESEM Buch (inkl. Häuptlingin-Bild), kostenlos im DIN A4-Format zum Ausdrucken!

Wegweiser 12:

Tanze durch das Leben wie ein rauschendes Feuer

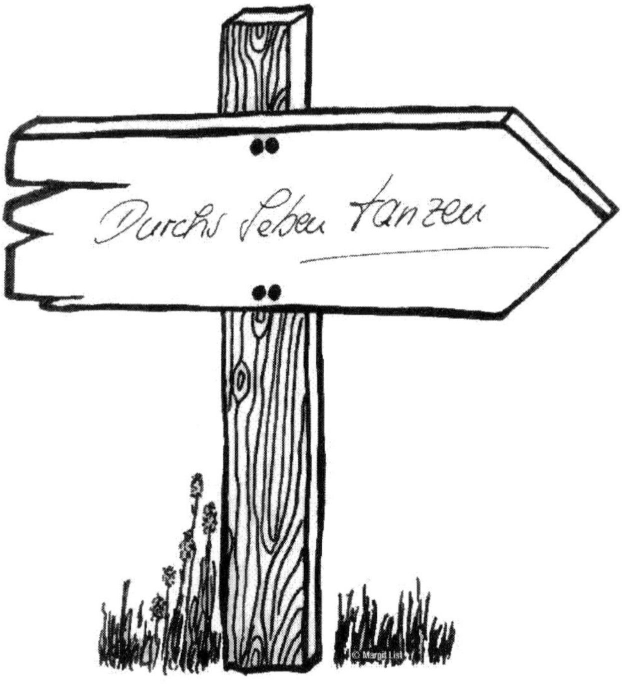

Leben und Arbeit dürfen leicht sein

„Sein Leben war Arbeit und Müh!“, stand in der Todesanzeige. Das sollte ein Kompliment gewesen sein, habe ich von einer Freundin erfahren, deren Großvater gestorben war. Wer aufrichtig und rechtschaffend sein Leben lebt, der muss natürlich hart arbeiten und darf sich nur wenig Freude und Spaß im Leben gönnen. Nein und nochmals nein. Du darfst dir deinen Beruf und deine Arbeit auswählen. Sie darf bzw. muss dir Freude machen. Das Wort „Beruf" kommt übrigens von Berufung. Ein Aufruf, dass du deinen Talenten und Leidenschaften folgen sollst, die dir Spaß und Freude in dein Leben bringen. Wähle einen Beruf, der dich die Hauptrolle in deinem Leben spielen lässt. Arbeit darf leicht sein und du darfst bzw. sollst jede Sekunde deines Lebens genießen. Das ist deine Aufgabe in deinem Leben: dafür zu sorgen, dass du glücklich bist! Kennst du den Spruch: „Wer das Leben nicht genießt, ist ungenießbar"? Oder wie der Dalai Lama es sagt: „Der Sinn des Lebens besteht darin, glücklich zu sein." Wenn du das tust, was für dich Sinn und dich glücklich macht, dann wirst du einen richtig guten Job machen, beruflich und auch privat! Dein inneres Feuer wird für diese Arbeit brennen. Du wird voll und ganz mit der Ur-Quelle deiner Kraft verbunden. Folge deiner Berufung, deiner inneren Stimme, deiner Leidenschaft. Das ist der Weg zu dir selbst. In diesem Zustand kannst du wirklich „SEIN", voller Gelassenheit, Zuversicht und Selbstvertrauen.

Du bist deines Glückes Schmied

Es ist also theoretisch ganz einfach: Tue das in deinem Leben, was du über alles liebst, was du gerne machst und wo deine Begabung liegt. Du wirst erfolgreich und stets voller Kraft und Lebensfreude sein. Mit diesem inneren knisternden Feuer wirst du echt und nachhaltig Frucht tragen für diese Welt. Alles, was du dafür brauchst, ist ein Bewusstsein, das dich glücklich macht und wo deine Leidenschaft und Begabungen liegen. Wo liegen deine Freude, deine Leichtigkeit und dein Humor? Was sind deine Stärken? Was würdest du gerne machen? Dabei spielt es keine Rolle, was andere darüber denken, oder zu Beginn erst einmal auch nicht, ob du damit Geld verdienen kannst oder nicht. Wichtig ist, ein Bewusstsein darüber zu haben, woran du dich in der Welt erfreust und was du gut kannst.

„Als ich 5 Jahre alt war, sagte mir meine Mutter immer,

dass das Glücklichsein das Wichtigste im Leben ist. Als ich zur Schule ging, fragten sie mich, was ich sein wollte, wenn ich erwachsen war. Ich schrieb „glücklich" hin. Sie sagten mir, dass ich die Aufgabe nicht verstanden habe, und ich sagte ihnen, dass sie das Leben nicht verstanden hatten."
John Lennon

Weißt du, was dich glücklich macht? Dann lass uns gerne zusammen nachdenken, vielleicht kommst du dir durch das folgende Handwerkzeug noch mehr auf die Spur.

Handwerkzeug: Häuptlingin Loderndes Feuer

Vorgehensweise:

1. Nimm ein Blatt Papier, ein paar Farbstifte und schenke dir eine Stunde Zeit, in der dich niemand stört. Das kann im Garten sein, in einem Zimmer oder in der freien Natur.

2. Male in die Mitte des Blattes ein Feuer, in rot, orange und gelb.

3. Jetzt überlege: Was machst du gerne, was würdest du gerne machen? Wen oder was liebst du? Wo liegt deine Freude? Wo kannst du so richtig loslassen, in einen Flow kommen?
Bitte nimm dir wirklich eine Stunde Zeit und schreibe alles auf und wenn es dir noch so klein und unnütz vorkommt. Lass Leere und Langeweile in dieser Stunde zu oder auch andere Gedanken. Blicke immer wieder auf das Feuer!

4. Hänge das Bild an einen Ort deiner Wahl. Ergänze in den kommenden Tagen, Wochen, Monaten das Feuer, dein Feuer.

Kleine Erfolge sind große Erfolge

Kleine Erfolge sind große Erfolge im Leben! Kennst du den Spruch? Und: Du bist, was du denkst, was du denkst, strahlst du aus! Alles klar? Aber das hatten wir schon: Das, was du denkst und ausstrahlst, das ziehst du in dein Leben. Was denkst du den ganzen Tag? Aber vor allem: Was denkst du über dich? Worauf fokussierst du dich in deiner Wahrnehmung? Auf das, was gut gelaufen ist, oder auf das, was du nicht kannst oder schlecht läuft? Ganz ehrlich! Ich kenne das nur allzu gut: Wir sehen eher das, was wir nicht können, was an dem Tag schlecht gelaufen ist, als das, was wir gut gemacht haben. Dabei machen wir so vieles gut! Worauf fokussiert sich dein Gehirn? Auf Erfolg, Fülle und Fröhlichkeit oder Misserfolg, Angst und Selbstzweifel? Leider ist dies ein erlerntes Verhalten, da wir meist in der Schule gelernt haben, uns mehr auf die Fehler zu konzentrieren als auf das, was wir richtig gemacht haben. Das wollen wir jetzt wieder durch eine kleine Übung ändern. Auf dem Häuptlingspfad hast du durch dein TUN die Möglichkeit, neue Strukturen im Gehirn zu etabliere und alte Gewohnheiten abzulegen. So wirst du dir immer mehr bewusst, dass in dir die Kraft für Erfolge liegt und du fokussierst dich in deinem Leben darauf – ein ganz neuer Bewusstseinszustand, du wirst sehen! Hier gleich der nächste Schritt, ein neues Handwerkzeug auf deinen Weg zur Gelassenheit, zu dir selbst.

„Erfolg ist nicht etwas,
das einfach passiert.
Erfolg wird erlernt,
Erfolg wird trainiert."
George Halas

Handwerkzeug: Häuptlingin Grauer Stein

Für die Indianer waren Steine etwas ganz Besonderes. Sie sind in ihren Augen lebendig und heilig, da sie die Wärme der Sonne „halten" können und gleichzeitig so hart sind, um Waffen und Werkzeuge daraus bauen zu können.

Vorgehensweise:

1. Sammle draußen daumengroße Steine, auf die du ein bis zwei Wörter schreiben kannst. Beschaffe dir eine Vase, durch die du hindurchsehen kannst. Auch benötigst du einen wasserfesten Folienstift.

2. Nimm nun jeden Tag einen Stein und beschrifte ihn: Was ist heute gut gelaufen? Was habe ich prima gemacht? Worüber habe ich mich gefreut? Gerne kannst du auch zwei oder drei Steine nehmen, wenn du mehrere Erfolge an diesem Tag zu verbuchen hast.

3. Wenn die Vase voll ist, verteile die Steine wieder in der Natur, in deinem Garten oder verteile sie dort, wo du sie eingesammelt hast.

4. Beginne, wieder neue Steine zu sammeln und starte wieder bei 1.!

Die große Kraft des Humors

Weißt du wie viel Kraft es dir bringt, wenn du einmal aus vollem Halse lachst?

Eine ganze Reihe von Studien bescheinigen dem Lachen positive Wirkungen auf Körper und Psyche, ja sogar eine heilende Wirkung. Aus diesem Grunde gibt es heute Lachtherapie und Lachyoga. Es wird sogar davon gesprochen, dass Lachen uns gesund macht. Aus diesem Grunde solltest du so viel lachen wie möglich und dir nicht von Miesepetern die Laune vermissen lassen.

Hier kommt deshalb der nächste wichtige Schritt auf deinem Häuptlingspfad.

Handwerkzeug: Häuptlingin Magisches Lachen

Vorgehensweise:

1. Worüber kannst du immer wieder herzlich lachen? Über einen Film, einen Sketch? Über deine kleine Schwester?

2. Achte in deinem Alltag darauf, dass du einmal am Tag herzlich lachen kannst. Schaue dir im Internet einen kleinen Sketch an (ich liebe Loriot) oder spiele mit deiner Katze. Ganz egal, was es ist. Einmal am Tag ist lachen angesagt! Das ist eine Hausaufgabe!

Gerade bei den Indianern spielt Spaß, Genuss und Humor eine große Rolle. Bei jeder Gelegenheit zelebrieren sie die Wunder des Lebens. Sie spielen, singen und tanzen gemeinsam nach getaner Arbeit. Mutter Erde zu ehren bedeutet für die Indianer, sich an ihr zu erfreuen, das Leben an sich und jeden Übergang (erwachsen werden, Herbst, Regen) zu zelebrieren und achtsam mit ihr umzugehen. Nimm dir also unbedingt Zeit zum Genießen und Glücklichsein und atme das Leben in jede Faser deines Körpers ein. Das macht dich stark, positiv und gelassen.

„Jeder Tag,
an dem du nicht lächelst,
ist ein verlorener Tag."
Charlie Chaplin

Jetzt ist der Häuptlingspfad geschafft. Du bist den 12 Wegweisern gefolgt und hast bis hierhin gelesen oder bist du tatsächlich ins TUN und Handeln gekommen? Hast du schon angefangen? Den ersten Schritt gemacht? Wenn nicht, dann ist das auch kein Beinbruch. Denn alles hat seine Zeit. Du hast deine Zeit, zu der du für deinen ersten Schritt bereit bist.

Wenn du jetzt noch Lust hast, weiterzumachen, habe ich im Folgendem noch einige wichtige Gedanken und Übungen für dich. Du weißt: Der Häuptlingspfad hat kein wirkliches Ende, sondern dauert ein ganzes Leben lang. Du darfst lebenslang das Abenteuer Sabine, Ralf, Sebastian, Lukas oder Renate (wie ist dein Name?) leben und auf dem Häuptlingspfad gehen.

Der Weg zu dir ist unendlich, unendlich schön! Aber vergiss nicht: Der Weg zu dir, zu deiner grandiosen Kraft und Lebenslust beginnt mit dem ersten Schritt.

SCAN ME

Gerade wenig Zeit? Dann lade dir jetzt die SOS-SCHNELL-TIPPS für mehr Gelassenheit, deine maximale Kraft und gesundheitliche Stabilität herunter! Für Führungskräfte, Arbeitnehmer und alle Menschen wie du und ich. **PLUS Gratis 5 BILDER** aus der eigenen Feder von Margit List aus DIESEM Buch (inkl. Häuptlingin-Bild), kostenlos im DIN A4-Format zum Ausdrucken!

Route 5:
Erste Schritte in deinen eigenen Mokassins

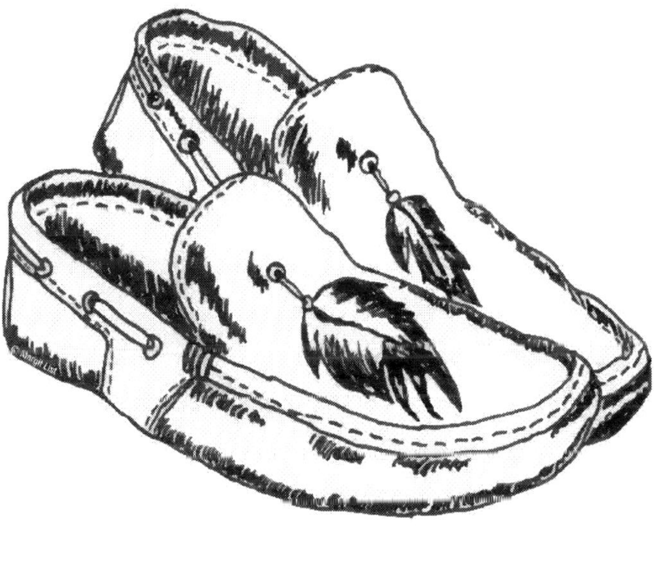

Die ersten Schritte auf neuem Terrain sind immer die schwierigsten. Sie sind entgegen deiner Gewohnheit. Du kennst das neue Gebiet nicht und trägst auch noch einfache Schuhe, gefertigt aus Naturmaterialien. Noch nie bist du in solchen Schuhen auch nur einen Schritt gelaufen, nicht einmal auf bekanntem Terrain. Jetzt sollst du in einer neuen Welt voller Unsicherheiten und unbekannter Gefahren auch noch mit solchen „Tretern" laufen, die angeblich deine eigenen sind. Wenn das mal keine Angst macht!

Aber egal, du bist mutig! Das Altbekannte kennst du schon. Also auf zu neuen Ufern! Du kannst nur dazugewinnen! Außerdem hast du immer wieder gut unterstützende Wegweiser auf dem Häuptlingspfad, gespickt mit wertvollen Tipps. Verbunden mit einer prima Denkweise. Auch warten auf dich noch klasse Rituale für mehr Gelassenheit. Also los, das ist der Häuptlingspfad zu dir selbst. Er steckt voller Wunder, magischem Zauber und Abenteuer – wenngleich du auch mit Wachstumsschmerzen rechnen solltest.

„Was vor uns liegt und was hinter uns liegt,
sind Kleinigkeiten im Vergleich zu dem,
was in uns liegt.
Und wenn wir das, was in uns liegt,
nach außen in die Welt tragen,
geschehen Wunder."
Henry D. Thorau

Die sieben größten Fehler auf dem Häuptlingspfad

Fehler 1: Du machst dich klein wie eine Maus

Einen großen Fehler, den du auf dem Häuptlingspfad machen kannst, ist, dass du dich ständig kleinmachst. Oder von anderen kleinmachen lässt. Wie machst du dich selbst klein? Indem du dich in deinen Gedanken ständig selbst runtermachst. Du sagst Dinge zu dir selbst, die dich klein werden lassen, wie: „Mensch, bin ich wieder doof, das kann wieder nur mir passieren." Oder spontane Ausrufe wie: „Mensch, bin ich blöd, ich bin so doof." Kennst du das? Dir passiert ein Missgeschick und du sagst das zu dir selbst? Oder du betrachtest dich im Spiegel und sagst zu dir selbst abfällig: „Ich bin so fett. Mein Gott." Es gibt noch unzählige Beispiele, du kennst das sicherlich. Beobachte dich gerne einmal selbst und wie du mit dir selbst sprichst. Sprache schafft Realität!

Aber nicht nur, dass wir uns selbst runtermachen. Wir haben in unserer Kindheit auch viele Werte mitbekommen, wie wir sein sollen. Wir sollen als Kind brav und artig sein, nicht zu laut, bescheiden, fleißig und sollten uns zurücknehmen, uns nicht zu sehr in den Vordergrund spielen. Ich erinnere mich noch gut an einige Kinderreime, die wir damals oft ins Poesiealbum bei Freunden geschrieben haben. Einen Verfasser dazu konnte ich nicht ausfindig machen. Aber hier:

„Ernst bei der Arbeit,
heiter beim Spiel, immer
frisch vorwärts, so kommt
man ans Ziel!"

„Sei wie das Veilchen im Moose
bescheiden, sittsam und rein,
nicht wie die stolze Rose,
die immer bewundert will sein.

Du kannst so jung nicht bleiben,
bleib nur so gut und rein,
so wirst du stets wie heute,
der Liebling aller sein."

Schrecklich, oder? Auch heute noch bzw. gerade heute müssen die Kinder brav und angepasst sein, dürfen nichts mehr anstellen, nicht auf Bäume klettern oder den Erwachsenen einen Streich spielen. Viel zu schnell gelten sie als verhaltensauffällig und werden zum Arzt geschleppt, um ihnen eventuell eine entlastende Diagnose verpassen zu können.

Die Folge ist, dass wir schon früh gelernt haben, uns kleinzumachen, angepasst zu sein, um von den Erwachsenen geliebt zu werden und Anerkennung zu bekommen. Das fängt im Kindergarten an und geht in der Schule und im Berufsleben weiter. Wie viele Talente, Begabungen, Ideen und Persönlichkeiten bleiben hier auf der Strecke? Was kostet es das Gesundheitssystem, wenn wir alle jungen Menschen mit Gewalt in einen Rahmen zwängen und jeden, der herausfällt, diagnostizieren?
Ich erinnere mich noch gut an meine Schulzeit, damals auf der Berufsoberschule. Ich war das Jahr zuvor als Au-Pair in London gewesen und habe zudem täglich eine Sprachschule besucht.

Ich bin 24 Jahre alt, komme gerade aus London zurück und besuche die Berufsoberschule, um auf dem zweiten Bildungsweg mein Abitur nachzuholen. Überflüssig zu sagen, dass ich im Englischunterricht an der BOS die Überfliegerin bin und auch dem Lehrer mache ich einiges vor, da dieser noch nie in einem Land gelebt hat, in dem die englische Sprache tatsächlich „live" gesprochen wird. Mein Englischlehrer beginnt mich seltsamerweise immer mehr zu kritisieren, im mündlichen Unterricht sind meine Beiträge und ausgefallenen Vokabeln unerwünscht. Das merke ich deutlich. Er reagiert mit Ablehnung, Kritik und letztendlich auch mit schlechteren Noten, da er es nicht ertragen kann, dass ich tatsächlich mehr kann als er. Er findet immer wieder Fehler und ich beginne, mich zurückzunehmen, anzupassen und auch wieder das Schulenglisch zu schreiben und zu sprechen. „Nur so kann ich gute Noten bekommen", denke ich mir. Die Situation entspannt sich. Ich bekomme tatsächlich wieder gute Noten, sein Groll mir gegenüber legt sich und er ist wieder der Wissende und Könner der englischen Sprache im Klassengeschehen.

Ein kleines Beispiel aus meiner Schulzeit, das gut aufzeigt, dass wir sehr oft nur vorankommen, wenn wir uns anpassen. Wir sitzen in unseren jungen Jahren leider am kürzeren Hebel und sind auf die Bewertung und das Wohlwollen der Erwachsenen angewiesen, wenn wir weiterkommen wollen.

Aber heute sind wir, bist du, erwachsen und wir können ganz anders agieren. Gott sei Dank! Du kannst aufhören, dich selbst kleinzumachen! Höre auf, negativ mit dir selbst zu reden! Schluss mit all den Ausrufen wie „Mensch, bin ich doof!". Du kannst dich heute in die Mitte deines eigenen Lebens (nicht an den Rand) stellen und gut für dich sorgen. Du kannst mit Menschen ins Gespräch gehen, die dich kleinmachen wollen, oder dich von diesen Menschen ganz abwenden. Eines ist jedoch wichtig: Lass es nicht zu, dass du dich selbst oder jemand anderen kleinmachst. Du bist groß! Daran kann niemand etwas ändern.

Du bist groß, großartig, du bist wunderbar!
Du bist ein Wunder!

Bekenne Farbe, stehe zu deiner Größe und habe den Mut, neue Wege zu gehen. Bleibe sensibel und achtsam, wenn dich jemand oder gar du selbst kleinmachen möchte. Habe den Mut für Größe, stelle dich deiner Macht. Es gibt dich nur einmal auf dieser Erde. Hast du Angst davor? Natürlich, du hast ja gelernt, dass du abgelehnt wirst, dich andere nicht mehr gut finden, wenn du groß bist. Du hast jedoch jetzt einen Vorteil: Du bist dir dessen bewusst. Das ist schon der erste große Schritt in eine Veränderung!

Erlaube dir, groß und großartig zu sein!

Jeder Mensch ist dazu bestimmt, zu leuchten!
Unsere tiefgreifendste Angst ist nicht,
dass wir ungenügend sind,
unsere tiefgreifendste Angst ist,
über das Messbare hinaus kraftvoll zu sein.
Es ist unser Licht, nicht unsere Dunkelheit,
die uns am meisten Angst macht.

Wir fragen uns, wer ich bin,
mich brillant, großartig, talentiert,
phantastisch zu nennen?
Aber wer bist Du, Dich nicht so zu nennen?

Du bist ein Kind Gottes.
Dich selbst klein zu halten, dient nicht der Welt.
Es ist nichts Erleuchtetes daran, sich so klein zu machen,
dass andere um Dich herum sich nicht unsicher fühlen.
Wir sind alle bestimmt, zu leuchten,
wie es die Kinder tun.
Wir sind geboren worden, um den Glanz Gottes,
der in uns ist, zu manifestieren.
Er ist nicht nur in einigen von uns,
er ist in jedem einzelnen.

Und wenn wir unser Licht erscheinen lassen,
geben wir anderen Menschen die Erlaubnis,
dasselbe zu tun.
Wenn wir von unserer eigenen Angst befreit sind,
befreit unsere Gegenwart automatisch andere.

Marianne Williamson
Der Text wird häufig als „Auszug aus der Antrittsrede von Nelson Mandela 1994 in Pretoria/Tshwane“ bezeichnet. Er

stammt jedoch von Marianne Williamson („A return to love", dt. „Rückkehr zur Liebe").

Fehler 2: Du gibst deinen Ängsten nach

Wir alle haben Ängste. Das ist ganz natürlich und auch gut so. Meist trauen wir Erwachsenen uns jedoch nicht, zu sagen, dass wir Angst haben, oder wir gestehen uns diese Angst selbst nicht ein. Wir verdrängen sie, wollen sie weghaben, nicht wahrhaben. Der Umgang mit dem Gefühl Angst ist tatsächlich nicht so einfach. Sie zu verdrängen, weghaben zu wollen oder zu ignorieren ist allerdings genau der falsche Weg. So geben wir der Angst nur noch mehr Macht, füttern sie und sie wird immer größer. Angst haben wir alle, die Frage ist nur, wie du mit ihr umgehst.

Dabei ist Angst ein ganz natürliches, menschliches Gefühl, dass lebensrettend sein kann. Das Gefühl der Angst hilft uns, Gefahren zu erkennen und blitzartig darauf zu reagieren. Angst mahnt uns zur Vorsicht und erhöhter Aufmerksamkeit. Denke nur an die Indianer: Bei ihnen war die Angst oft lebensrettend, wenn sie in der Nacht mit allen Sinnen wachsam waren. Wurden sie zum Beispiel von einem Wolfsrudel angegriffen, verschaffte ihnen die Angst die nötigen Energien, um schnell, kraftvoll und entschlossen zu handeln. Ihr ganzer Körper war durch die Angst in Alarmbereitschaft und bereit, alle Kräfte zu mobilisieren. Ein Mensch reagiert auf Bedrohungen mit Angriff, Flucht, manchmal auch mit Lähmung. Kennst du das, wenn du vor einer Prüfung Angst hast und du wie gelähmt bist und nicht lernen kannst? Hier ist die Angst wenig hilfreich, da du ja lernen und aktiv werden musst, um die Prüfung zu bestehen. Du tust in so einer Situation also gut daran, die Angst Angst sein zu lassen und weiter zu machen und zu lernen. Dein Herz klopft vielleicht ein wenig, du bist angespannt. Durch eine bewusste Entscheidung kannst du jedoch das Gefühl Angst „lassen", tief durchatmen und weiter machen.

Die Körperreaktionen bei der Angst helfen dir in der Regel, die Bedrohung blitzschnell zu beseitigen. Deine Muskeln spannen sich an, das Herz schlägt schneller, Stresshormone werden ausgeschüttet. Dein Körper und dein Geist sind hochkonzentriert und extrem leistungsbereit. Nach einer überstandenen Gefahr klingt die Anspannung im Körper wieder ab, Entspannung stellt sich wieder ein.

In unserem Leben ist es jedoch selten so, dass ein Wolf oder ein Säbelzahntiger vor unserer Tür steht. Die Bedrohungen sind eher irrational. Denke nur an das Gespräch mit deinem Chef, in dem du um eine Gehaltserhöhung bitten möchtest oder an deinen Kurzvortrag im Team. Auch da hast du Angst, dein Herz schlägt, die Atmung wird schneller, dein Mund trocken. Aber ist das eine reale Gefahr, die wir am besten vermeiden sollten? Natürlich ist es gut, wenn wir nicht durch ein Gehege mit Wölfen laufen oder in der Nacht alleine durch die Großstadt gehen. Das sollten wir tunlichst vermeiden. Das ist eine reale, rationale Gefahr. Bei irrationalen Gefahren ist es allerdings so, dass die Angst nur noch stärker wird, wenn wir versuchen, sie zu vermeiden.

Im Studium sollten wir angehenden Sozialpädagoginnen so viel wie möglich im Team arbeiten und Vorträge vor allen Mitstudentinnen halten. Ich hatte vor allem vor den Vorträgen riesige Angst. Alternativ, um unseren Schein zu machen, konnten wir auch eine Hausarbeit anfertigen, was jedoch sehr viel mehr Arbeit war. Trotzdem vermied ich es, im Grundstudium Vorträge zu halten. Ich sah jedoch immer wieder die Vorträge der Kommilitoninnen und merkte durch die Vermeidung meiner Vorträge, wie die Angst davor in mir immer größer wurde. Ich schob diese Möglichkeit, an einen Schein zu kommen, immer wieder auf – bis zum Hauptstudium, als ich mir vornahm, nun jeden Schein mit einem Vortrag zu machen. „Schluss mit der Angst und dem Verstecken“, sagte ich damals zu mir. Die ersten Vorträge waren schrecklich, ich zitterte und meine Stimme bebte. Nach 5-6 Vorträgen wurde

meine Angst jedoch besser, ja ich vergaß sie sogar ab und an. Eine Art Selbstverständlichkeit für Vorträge stellte sich langsam ein und es begann, mir sogar Spaß zu machen. Wenn ich auch vor jedem Vortrag erneut Angst habe – bis heute!
Das Beispiel soll dir zeigen, dass der einzige Weg, um mit irrationalen Ängsten umzugehen, eben nicht die Vermeidung der Situation ist. Du kannst die Angst nur bewältigen, indem du sie annimmst und dich den Herausforderungen stellst – also genau das tust, wovor du Angst hast. Und siehe da: Die Angst fängt an, sich langsam zu verändern. Vermeidest du jedoch die Situationen, so verstärkt sich deine Angst. Ganz einfach, oder? Nein, nicht einfach, aber das macht nichts. Du bist schließlich stark, großartig und mutig! Auf geht's!

„‚Es ist verrückt',
sagt der Kopf.
‚Du könntest verletzt werden',
sagt das Herz.
‚Ich habe Angst',
sagt der Bauch.
‚Tue es,
wir werden daran wachsen',
sagt die Seele."
Bahar Yilmaz

Es gibt auf dem Häuptlingspfad nur einen Weg bei irrationaler Angst: Da, wo die Angst ist, da geht es lang!

<u>Fehler 3:</u> Du wartest auf deinen Retter

Klingt ein bisschen kindisch, oder? Ist es aber nicht! Wir alle haben die Sehnsucht und oft die Vorstellung, dass es ganz weit da draußen jemanden gibt, der uns rettet, wie damals Mutter und Vater, Oma oder Opa. Wenn wir gestürzt sind, haben sie uns aufgeholfen. Wenn wir etwas

Besonderes brauchten, auch mal finanziell, sind sie in die Bresche gesprungen. Oder wie im Märchen: Dort wird doch immer wieder von Rettern erzählt. Wir haben als Kinder so viele Geschichten und Märchen mit Happy End gehört. Die Hauptfigur musste nichts tun, trotzdem gab es ein Happy End. Sie wurde gerettet!
Ich denke an das Aschenputtel, das hübsche Mädchen, das bei seiner Stiefmutter leben musste. Ihr Vater hatte sich nach dem Tod ihrer Mutter neu verheiratet. Sie hatte auch zwei Stiefschwestern, die von der Mutter den ganzen Tag mit gutem Essen, schönen Kleidern und toller Freizeitgestaltung verwöhnt wurden. Aschenputtel hingegen durfte nirgends hin, hatte nur alte, abgetragene Kleidung und musste den ganzen Tag im Haus arbeiten. Bis eines Tages ...? Du kennst sicher das Märchen Aschenputtel, das durch die Magie der drei Haselnüsse zu einem schönen Prinzessinnenkleid kam und damit zu dem Fest des Prinzen gehen konnte. Und? Der Prinz verliebte sich natürlich nur in sie und nach mehreren kleinen Umwegen konnte er sie zu seiner Frau nehmen. Da war sie gerettet und lebte von nun an glücklich und zufrieden!

Ja, ein Märchen. Aber trotzdem höre ich immer wieder Frauen und Männer, die sagen: „Ach ja, die Rente. Das wird schon werden." Oder Rufe nach dem Staat, der Regierung oder lieben spendenden Kunden, die Unternehmen vor der Pleite in der Krise retten. Natürlich ist es gut, dass wir ein soziales Auffangbecken haben. Dieses ist allerdings nachrangig. Leider habe ich immer wieder den Eindruck, dass viele Menschen meinen, der Staat sei für alle Lebenslagen, für jede Krise und jedes Unwohlsein verantwortlich. „Der Staat ist für alles verantwortlich und soll mich retten!" Moment! Sind wir nicht in erster Linie für uns selbst verantwortlich? Gerade in der Corona-Krise haben es einige Unternehmen bewiesen und sich radikal und schnell umgestellt.

Leider wird uns niemand retten! Es gibt weder den rettenden Staat noch den Prinzen, der uns mit zum Schloss nimmt. Wir sind in erster Linie für uns selbst verantwortlich – für uns, unsere Gesundheit und unser Leben, unsere Familie und unsere Arbeit. Die Sicherheit, Kraft und Macht liegen in uns. Wir sind stark genug, unser Leben selbst in die Hand zu nehmen. Wir brauchen keinen Retter! Wir können das viel besser als jeder Retter. Bitte verstehe mich nicht falsch, natürlich ist es gut, dass wir ein Auffangbecken in größter Not haben. Aber auch da müssen wir selbst anpacken und können uns nur selbst aus dem tiefen, kalten und dunklen Loch befreien.

„Niemand rettet uns, außer wir selbst.
Niemand kann und niemand darf das.
Wir müssen selbst den Weg gehen.“
Buddha

Ich finde das Zitat von Buddha sehr spannend. Er spricht davon, dass uns auch niemand retten *darf*. Es ist geradezu übergriffig von einem Menschen, jemanden ungefragt zu retten und ihm zu helfen. Nehmen wir dem anderen dadurch die Chance, zu wachsen, sich aus eigener Kraft hochzuarbeiten? Ist es nicht oft besser dem Gegenüber wie bei einem Kind oder einem Jugendlichen nicht zu helfen, so dass er aus eigener Kraft selbst etwas schaffen kann?
„Wir müssen selbst den Weg gehen“, sagt Buddha. Keiner kann uns vor uns selbst retten. Wir sind hier auf der Erde, um unser Leben zu leben, unseren Weg zu gehen, den Häuptlingspfad zu unserem Leben.

Fehler 4: Du möchtest perfekt sein und glänzen

Das ist auch eine ganz tolle Falle: die Perfektionsfalle. Übrigens ist sie sehr weit verbreitet bei Männern und Frauen. Du möchtest alles zu 180 Prozent erledigen, schnell und korrekt? Du möchtest top aussehen, super sportlich sein?

Du möchtest einen tollen Job, eine tolle Familie, die perfekte Partnerin sein? Du möchtest ein Haus, ein Auto und und und ...! Merkst du es? Mir geht beim Schreiben schon die Puste aus!

Behalte dein Bestes immer für dich!
Aber sind wir nicht als Kind dazu angehalten worden, stets „unser Bestes“ zu geben? Zeigt uns nicht die Werbung ständig eine perfekte Welt, die es gilt, anzustreben? Wir sind im Internet überall umgeben von perfekten Menschen: Menschen, die immer glücklich sind, top aussehen, ein schönes Haus haben, ein gut laufendes Business, lebhafte und kluge Kinder und vieles mehr. Wir sehen ständig, was wir machen und wie wir sein sollten, was der richtige Weg für uns ist. Doch was ist tatsächlich richtig für uns? Wenn du perfekt sein möchtest und für andere glänzen, dann bedeutet das, dass du dich selbst, dein Leben und deine Person hintenanstellst und andere an die erste Stelle setzt. Deine Gefühle, Bedürfnisse und Persönlichkeit stellst du hinten an, andere Menschen spielen die Hauptrolle in deinem Leben. Du bist dafür da, um für andere zu funktionieren, deren Bedürfnisse zu erfüllen. Willst du das? Möchtest du gesund sein und glücklich? Dann höre auf, perfekt sein zu wollen, anderen alles recht zu machen, um ihnen zu gefallen. Wenn du dich selbst in deinem Leben nicht an erste Stelle setzt, dann kann das nur in Erschöpfung, Frustration und Unzufriedenheit münden. Du lebst ständig unter Druck, mit der Angst, etwas falsch zu machen, eine echte Daueranspannung.

Dein Streben nach Perfektion ist nicht nur eine Illusion, sondern auch ein selbstzerstörerisches Verhalten! Du glaubst, dass du perfekt bist, wenn du alles perfekt machst. Dann wirst du von deinem Umfeld geliebt, anerkannt und wertgeschätzt. Du hast Angst vor Tadel, Ablehnung und Ausschluss und glaubst, das mit dem Streben nach Perfektion verhindern zu können? Doch weit gefehlt!

Perfektion zahlt sich nicht aus

Kennst du den Spruch: „Everybody's Darling is everybody's Depp?“ Da ist was dran! Glaube mir: Letztendlich wirst du von deinen Mitmenschen viel mehr respektiert, gemocht und geschätzt, wenn du Farbe bekennst und Profil zeigst. Was meine ich damit? Indem du ehrlich zu dir stehst, zu deinen Gedanken, Schwächen und Eigenheiten, wirst du zur echten Persönlichkeit für andere, jemand, der greifbar ist und gemocht wird. Mit so jemandem möchte man zusammen sein. So ein Mensch steht in seiner Kraft, fühlt sich wohl, ist innovativ und tatsächlich manchmal auch unbequem.

Ich erinnere mich gut an eine Arbeitskollegin, die bei der Arbeit immer „der Star“ war. Sie war jeden Tag bereits um 7 Uhr im Büro, stets sehr freundlich und hilfsbereit und hat den ganzen Tag ohne Pause durchgeschuftet, ja, wie ein Pferd! Die Kollegin war immer auf der Höhe, hat schnell und auch sehr gut gearbeitet und die Kunden perfekt bedient. Die Kunden bekamen alles von ihr, was im Angebot war und immer auch ein bisschen mehr. Die Kollegin übernahm auch freiwillig zusätzliche Aufgaben wie Malerarbeiten, Putzarbeiten und Verwaltungstätigkeiten. Der Laden sollte doch perfekt laufen! Was ist passiert? Die Kollegin war erschöpft, ausgebrannt und depressiv, brach irgendwann zusammen und ist über ein Jahr im Krankenstand gewesen.

Während sie dem Betrieb über ein Jahr lang gutes Geld eingebracht hatte, musste der Betrieb dann während ihrer Erkrankung hart draufzahlen. Der große Kundenstamm konnte von heute auf morgen nicht mehr bedient werden, die Zahlen brachen ein und bis eine neue Mitarbeiterin eingestellt und eingearbeitet war, vergingen Monate. Derweilen hatte das Unternehmen seinen guten Ruf verloren und neue Kunden blieben weg.

Es lohnt sich langfristig nicht, weder gesundheitlich noch wirtschaftlich, perfekt zu sein. Der hohe Gewinn in der perfekten Zeit muss irgendwann wieder zurückgezahlt werden, da ein Mensch nicht ständig auf 180 Touren laufen kann. Viel effektiver und produktiver ist ein Tempo von 80 oder 100 km/h. Wenn du dein eigenes Tempo bei der Arbeit findest, so kannst du lange durchhalten, bis zur Rente. Der Betrieb kann gesund wachsen und stabile Zahlen erwirtschaften. Der viel bessere Weg oder besser gesagt: ein echter Häuptlingspfad!

Höre auf, perfekt sein zu wollen und für andere zu glänzen! Es geht nur auf deine Kosten. Finde dein Tempo, deinen Weg und spiele die Melodie deines eigenen Lebens. Davon profitieren letztendlich alle, dein Geschäft bzw. dein Arbeitgeber, deine Familie und letztendlich natürlich du selbst. Wie du es auch drehst und wendest: Es gibt nur einen Weg, den Weg zu dir selbst!

„Die Perfektion selbst ist genau das Gegenteil
von Freiheit und Lernen.
Entdecken Sie, wie Sie ohne Vergleich leben können,
und Sie werden feststellen,
dass etwas Außergewöhnliches passiert."
Jiddu Krishnamurti

<u>Fehler 5:</u> Du vergleichst dich mit anderen, gibst anderen die Schuld und hörst immer auf andere

Du vergleichst dich mit anderen? Du solltest deine Wohnung auch mehr putzen und aufräumen, so wie deine Freundin, bei der es immer wie geleckt aussieht? „Wenn ich hingegen meine Wohnung ansehe!" Kennst du das? Oder du würdest gerne so eine sportliche Figur haben wie dein Nachbar, dem alle Frauen zu Füßen liegen? Du vergleichst dich mit anderen und denkst, dass es die anderen guthaben, besser als du. Du bist mit dir nicht ganz im Reinen.

Schuld bist nur du selbst, wenn überhaupt

Du bist mit dir unzufrieden? Dann schaue, was du brauchst, anstatt andere Menschen zu idealisieren! Sich mit anderen zu vergleichen ist der perfekte Weg, unglücklich zu werden. Natürlich schauen wir stets, was unsere Mitmenschen machen. Das gehört dazu. Aber deswegen mit sich selbst so schwer ins Gericht zu gehen und sich selbst deswegen niederzumachen? Nein! Du hast einen guten Grund, warum du so bist, wie du bist. Zweifle nicht an dir! Wenn dein Haushalt ein Chaos ist, dann hast du ganz sicher andere gute Qualitäten.

Du gibst anderen ständig die Schuld? Das ist ein ganz weit verbreitetes Phänomen! Der Reha-Antrag wurde noch nicht bearbeitet? Du hast noch nichts von der Versicherung bekommen, obwohl du die Unterlagen bereits vor zwei Monaten abgeschickt hast? Was sind das doch für faule Kaffeetrinker bei der Rentenversicherung? Du beginnst, auf den anderen zu schimpfen, ohne über deinen Anteil nachzudenken oder die andere Seite tatsächlich zu sehen. Waren die Unterlagen alle vollständig? Wieso hast du nicht nach ein paar Tagen nachgefragt und dich informiert, ob der Antrag eingegangen ist? Oder haben wir aktuell vielleicht einen Ausnahmezustand, wie während der Corona-Pandemie und alle Institutionen sind völlig überlastet? Denkst du so weit? Stattdessen schimpfst du auf „die Affen“, die dort die Anträge bearbeiten. Deine Rechtschreibung ist heute nicht die beste? Du denkst, dass dies an deinen schlechten Lehrern lag. Wirklich? Du schimpfst auf deinen ehemaligen Lehrer noch heute? Oder hat es auch etwas mit dir zu tun, dass dir die deutsche Sprache in schriftlicher Form heute so schwerfällt?

Willst du ein Opfer sein?

Spannend wird es aber erst, wenn du dir ansiehst, was du eigentlich tust. Wenn du für deine Pleiten, Pech und Pannen immer anderen die Schuld gibst. Du machst dich zum Opfer, von anderen Menschen abhängig. Willst du das? Du gibst die Verantwortung für dich selbst ab und tust so, als hättest du keine Macht, könntest nichts tun. Du bist hilflos wie ein Baby, das allen anderen Menschen ausgeliefert ist. Du machst immer, was andere sagen? Das ist natürlich einfach. So musst du nicht selbst nachdenken. Wenn es schiefgeht, kannst du anderen die Schuld geben. Du merkst schon, alles keine gute Idee. So machst du dich abhängig, schwach, ohnmächtig und krank. Du bist schließlich klug, kompetent und kannst für dich selbst denken. Oft haben wir allerdings in der Kindheit nicht gelernt, für uns selbst einzustehen, für uns zu sorgen, weil wir vielleicht überbehütet wurden oder auch als Kind mit zu viel Verantwortung überfordert wurden. Aber jetzt bist du erwachsen und kannst für dich und deine Bedürfnisse selbst sorgen, deine eigenen Entscheidungen treffen.

Verantwortung und Selbstbestimmung

Du kannst und darfst deine eigenen Entscheidungen treffen und so im Leben agieren, wie du es möchtest. Wichtig ist nur, dass du es tust, tatsächlich ins Handeln kommst. Übernimm Verantwortung für dein Leben! Du hast dein Leben in der Hand. Ganz egal, wie die äußeren Umstände sind. Jammern, klagen und kämpfen oder gar andere verändern zu wollen, bringt nichts. Du kannst aber dich verändern, deine Art, mit den Situationen umzugehen und dir holen, was du brauchst.

Du möchtest anderen nicht ständig auf die Nerven gehen? Warum nicht? Es ist nicht deine Verantwortung, wie sich andere Menschen fühlen, wenn du dir holst, was du brauchst und dich deshalb anderen Menschen zumutest. Mute dich anderen Menschen zu. Das kannst du sehr gut, indem du immer höflich bleibst, aber bestimmend und hartnäckig. Du bist dafür verantwortlich, was du heute bist und was du bekommst. Niemand anderes! Ganz schön hart, oder? Ganz ehrlich, das finde ich sehr oft auch. Es ist doch so schön, wenn wir auf jemanden schimpfen und ihm die Schuld geben können. Aber leider bringt das dich und mich nicht weiter.

Lange habe ich meine Eltern dafür verantwortlich gemacht, dass sie mich als Kind nicht mehr gefördert haben, mich in die Ecke „Frau, Haushalt und Kind" gedrängt haben. Ich habe mich in eine Opferhaltung begeben, bis ich zum einen erkannt habe, dass meine Eltern immer ihr Bestes für mich getan haben und zum anderen, dass es gerade diese Hindernisse waren, die mich heute zu der gemacht haben, die ich bin. Kein Menschenleben ist perfekt und jeder Mensch hat ein Schicksal zu tragen, weil wir eben Menschen sind und auch eine Aufgabe auf der Erde haben. Genau durch deinen Schmerz, deine Hindernisse im Leben konntest du heute die kompetente und starke Person werden, die du bist. Es ist alles gut so, wie es ist.

Depression – die Belohnung fürs Bravsein

Spannend ist es auch, wenn wir uns die weit verbreitete Krankheit Depression anschauen. „Depression ist die Belohnung fürs Bravsein", so der Begründer der Gewaltfreien Kommunikation Marshall B. Rosenberg. Wenn du immer tust, was andere von dir verlangen, ständig die Verantwortung für dich und dein Leben an andere abgibst, dann darfst du dich nicht wundern, wenn du krank wirst. Denn: Nur du selbst kannst wissen, was gut für dich und was der richtige Weg für dich ist, niemand sonst. Höre auf deine Gefühle, deine innere Stimme, dann kennst du deinen Weg, deine Bedürfnisse und kommst in deine Kraft.

Die WHO definiert Depression aktuell wie folgt:
„Eine Depression ist eine weit verbreitete psychische Störung, die durch Traurigkeit, Interesselosigkeit und Verlust an Genussfähigkeit, Schuldgefühle und geringes Selbstwertgefühl, Schlafstörungen, Appetitlosigkeit, Müdigkeit und Konzentrationsschwächen gekennzeichnet sein kann."

Aber es ist auch kein Wunder, dass du in eine Traurigkeit und Kraftlosigkeit fällst, wenn du dich selbst nicht ernst nimmst und deine Bedürfnisse sträflich vernachlässigst, oder? Die Seele und der Körper haben keine Kraft mehr, keinen Lebensmut, da du dir nicht holst, was du brauchst, dich weigerst dein Leben und Schicksal selbst in die Hand zu nehmen. Ganz allein du bist dafür verantwortlich, wie es dir geht und was du bist. Es ist deine Entscheidung!

„Wenn du dich weigerst,
die Verantwortung für deine Niederlagen
zu übernehmen, wirst du auch nicht
für deine Siege verantwortlich sein.“
Antoine de Saint-Exupery

Höre also auf zu jammern! Höre auf deine Träume, Visionen, Sehnsüchte und Wünsche. Mach dein eigenes Ding. Lebe DEIN Leben. Aber vor allem: Hole dir, was du brauchst! Auf geht's!

Fehler 6: Du bist immer vernünftig

Für sich selbst die Verantwortung zu übernehmen ist keine einfache Sache. Haben wir doch alle „eingetrichtert“ bekommen, *vernünftig* zu sein und eben nicht, unseren Gefühlen, Launen und Träumen zu folgen.

Vernünftig zu sein bedeutet nichts anderes, als dass du dich in deinem Denken und Handeln der Vernunft unterordnest, also deinem Verstand. Du handelst nicht impulsiv und spontan, sondern überlegst dir dein Handeln genau. Kennst du das? Vernunft ist eine gute Sache, aber eben nicht alles. Du denkst vorher logisch über deine Handlungen nach: Wenn du etwas tust, dann soll etwas dabei herauskommen, es soll einen guten Grund dafür geben und gut durchdacht sein. Es ist der Sieg über die Gefühle, Leidenschaft und Wünsche, über die Intuition, deine Sehnsüchte und Träume.
Du merkst es schon. Vernunft ist eine gute Sache. Aber ist Vernunft wirklich immer ein guter Weg? Passt sie immer zu unserem Häuptlingspfad? Nein, Vernunft ist so eng wie

ein Käfig, mit wenig Spielraum für Bewegung. Hier ist wenig Platz für Gefühle. Vernunft ist objektiv und nüchtern, analytisch und realistisch. Sie flüstert uns allzu oft ein: „Es ist leichtsinnig, es ist unmöglich.“ Das Gefühl sagt uns jedoch: „Mache es, sei mutig!“

Vernunft sorgt für einen klaren Kopf! Aber ganz ehrlich: Meine besten Entscheidungen im Leben habe ich immer aus dem Bauch heraus gefällt, beispielsweise den guten unbefristeten Job bei der Stadtverwaltung aufgeben und ins Ausland gehen. Ich würde es wieder tun. Mein Geld in Reisen, Weiterbildungen und Essen investieren statt in eine Eigentumswohnung. Ich würde es wieder tun. Vernünftig sein liefert keine Garantie für eine richtige Entscheidung oder gar zum Glücklichsein.

Für deinen Lebensweg gibt es kein Richtig und Falsch

Für das eigene Leben gibt es, Gott sei Dank, kein Richtig und Falsch. Du willst drei Kinder? Ist das vernünftig, richtig oder falsch? Du möchtest studieren? Ist das vernünftig, richtig oder falsch? Was das Richtige für dich ist, kannst nur du allein wissen bzw. fühlen. Dein Gefühl und deine innere Stimme kennen den Weg. Sie wissen, was richtig für dich ist, und das kann alles andere als vernünftig sein.

Unvernünftig zu sein bedeutet, Mut zu haben, das eigene Leben in die Hand zu nehmen. Du möchtest leben! Sehr oft sind aus wagemutigen Entscheidungen schon tolle, glückliche und reiche Leben entstanden. Du möchtest ein paar Jahre im Ausland leben und viel reisen? Du möchtest eine Familie gründen und Kinder haben? Du möchtest dich selbständig machen, obwohl du einen gut bezahlten Job hast? Die Vernunft sagt bei solchen Ideen ganz gerne: „Nein, warte noch ein wenig, vielleicht später. Überlege noch ein wenig!“ Denke nur an all die Risiken, die das Leben mit sich bringt. Sehr gefährlich! Ich denke gerne an einen Vogel, der in seinem Käfig sitzt. Er hat zwar augenscheinlich alles, was er braucht, Futter, Wasser, liebe Menschen um sich. Er ist keinen Gefahren ausgesetzt, aber er kann auch nicht fliegen, nicht leben, sich nicht an der Natur und der Sonne im Fluge erfreuen. Er kann auch nicht seine Kraft ausprobieren, sein ganzes Können. Aber er ist sicher.

Deine innere Stimme kennt deine Wahrheit
Hin und wieder vernünftig sein ist eine gute Sache, keine Frage. Aber höre auf dich selbst, auf deine innere Stimme und deine Gefühle. Was willst du? Was brauchst du – auch wenn es noch so komisch für andere Ohren klingt? Es ist dein Leben und du hast nur eines! Die Welt braucht dich, deine Persönlichkeit. Verschwende sie nicht in Sicherheiten, riskiere es, zu leben und dir zu holen, was du möchtest! Du möchtest wachsen, leben, singen und tanzen. Dann tue es, ganz egal, was andere sagen.

Es ist ab und an sehr vernünftig, unvernünftig zu sein. Das hält dich gesund, lebendig und stark! Traue dich und fange gerne bei Kleinigkeiten an. Du möchtest ein eigenes Bankkonto? Dabei ist es doch vernünftiger und günstiger, nur das gemeinsame Konto mit deinem Mann zu haben? Der ganze Aufwand! Warum nicht? Wenn es dein großer Wunsch ist für mehr Freiheit und Unabhängigkeit. Du möchtest eine Putzfrau, obwohl du genug Zeit hast, den Hausputz selbst zu erledigen? Dann gönne dir doch eine Putzfrau. Wer weiß, wofür es gut ist und wohin dich der Weg noch führt.

„Die Vernunft ist grausam, das Herz ist besser."
Johann Wolfgang von Goethe

<u>Fehler 7:</u> Du bist ständig dagegen

Du bist ständig gegen etwas oder jemanden, ständig im Kampf und Widerstand? Das verbraucht ganz schön viel Kraft. Du bist gegen die aktuelle Politik in deiner Stadt?

Du bist gegen deinen Vater? Du bist ständig dabei, mit jemandem zu streiten und dein Recht einzufordern? Wie bereits erwähnt kostet das sehr viel Kraft und verursacht bei dir viel Leid. Im Kampf mit anderen Menschen oder gegen eine Sache bist du vor allem nicht unabhängig, nicht frei. Du bist auf das Wohlwollen von außen angewiesen, damit es dir gut geht, damit du zufrieden und glücklich sein kannst. Viel besser: Wofür bist du? Wofür stehst du? Setze dich genau dafür ein und hole dir, was du brauchst. Was möchtest du?

„Wenn dies und jenes ist, dann bin ich glücklich"
Eine andere Form von dagegen sein ist das sogenannte Anhaften an die Zukunft. Du bist gegen die aktuelle Gegenwart und denkst, dass dann alles gut ist, wenn sich etwas Bestimmtes eingestellt hat?

Das kenne ich sehr gut. Du auch? „Wenn ich erst einmal die Prüfung in der Tasche habe, dann fahre ich in den Urlaub." – „Wenn ich eine Frau habe, dann kann ich glücklich sein." – „Wenn mein Kind groß ist, dann beginne ich zu reisen."

Leider kommt meistens erstens alles anders, und zweitens als man denkt. Ein gutes Beispiel: Ende 2019 wollte ich mal wieder nach London reisen, dachte mir aber: „Ach, das mache ich, wenn ich wieder etwas mehr Zeit habe." Anfang 2020 dachte ich: „Ach, das mache ich lieber im Sommer!" Und im März 2020 kam dann der Lockdown aufgrund der Corona-Pandemie. Pustekuchen! Was will ich damit sagen? Du ahnst es schon: Es funktioniert leider nicht mit diesem „wenn das ist, dann ist alles besser!" Natürlich gibt es realistische Ausnahmen. Wenn ich mein Auto abbezahlt habe, dann habe ich wieder mehr Geld für Reisen. Ja, das stimmt. Aber das Glück und das Wohlbefinden in die Zukunft zu verschieben, macht meist keinen Sinn und verursacht auch sehr viel Leid, da Glück, Wohlbefinden und schöne Erlebnisse nur in der Gegenwart stattfinden können. Es ist keine gute Idee, sein Leben immer wieder aufzuschieben. Leben passiert heute! Jetzt! Heute lebst du! Heute musst du glücklich sein. Heute beginnt dein Leben. Mache dein Glück, dein Leben nicht von anderen Dingen abhängig.

Das Leben findet heute statt
Du willst nach London reisen? Dann setzte dich an den Laptop und buche einen Flug. Du möchtest in den Urlaub fliegen, hast aber bald Prüfungen? Dann buche schon jetzt deinen Urlaub für die Zeit nach den Prüfungen! Zu groß ist sonst die Gefahr, dass sich wieder andere wichtige Ereignisse und Aufgaben in dein Leben drängen. Kannst du dir vorstellen, auch ohne Mann glücklich zu sein? Dann sei es! Schau, was du brauchst, um glücklich zu sein, ohne Mann! Übrigens: Männer finden Frauen ganz toll, die mit sich selbst zufrieden und glücklich sind. Hafte dein Leben, Glück und deine Zufriedenheit nicht an andere Dinge. Zu groß ist die Gefahr, dass dies dann niemals eintreten wird.

Meine Nachbarin erzählte mir erst neulich, dass sie mit ihrem Mann viel auf Reisen gehen wollte, wenn sie in Rente ist. Nun ist sie letzten Monat berentet worden, ihr Mann aber schwer erkrankt. Er wird wohl nicht mehr reisen können.

Nimm dein aktuelles Leben an, wie es ist. Akzeptiere die aktuelle Situation radikal und ganz, was nicht heißt, damit einverstanden zu sein! Jetzt kannst du beginnen zu leben. Leben duldet keinen Aufschub, fang heute noch damit an. Wofür bist du? Was möchtest du?

„Das Leben ist das, was passiert,
während wir andere Pläne schmieden.“
John Lennon

Nutze den Häuptlingsfederschmuck für mehr Würde und Kraft

Der Häuptlingsfederschmuck hat für den Indianerhäuptling eine ganz besondere Bedeutung und zudem eine symbolische Kraft. Ich persönlich bin von dem Federschmuck immer wieder erneut fasziniert und habe mir schon drei davon gekauft. Ich bin fasziniert von der langen Federpracht und kann mir vom Verstand her nicht erklären, warum. Ich weiß nur eines, und auch andere Frauen und Männer haben es mir bestätigt: Wenn du den Federschmuck aufsetzt, passiert etwas mit dir. Es ist magisch! Es ist, als würde er dir eine besondere Würde verleihen, eine nie gekannte geheimnisvolle Schönheit, verbunden mit einer Anmut und einer natürlichen Kraft. Probiere es gerne einmal aus!

Jede Feder – Auszeichnung für besondere Leistungen

Jedoch hatte nicht nur der Häuptling eines Stammes das Recht, eine Federhaube zu tragen. Der Federschmuck, von den nordamerikanischen Indianern auch als Warbonnet bezeichnet, war eine Auszeichnung für besondere Leistungen und Tapferkeit im Krieg und vorwiegend bei den Prärie-Indianern üblich. Die wertvollsten Warbonnets wurden aus den Federn des Adlers gefertigt, der bei den Indianern als mächtigster aller Vögel verehrt wurde und als heilig galt. Auch ein berühmter oder erfolgreicher Krieger konnte den Federschmuck tragen, der ihm eine kraftvolle Würde und einen besonderen Schutz verlieh. Die Zahl der Federn, die meist vom Häuptling oder Stammesältesten verliehen wurden, zeigte die Menge der siegreichen Kämpfe an. Dem Träger eines Warbonnets wurde großer Respekt und Bewunderung entgegengebracht. Die Federn selbst wurden eingekerbt, gefärbt und verziert und berichten über die Taten eines Kriegers. Sie sagten etwas darüber aus, ob der Krieger auf einem Pferd oder zu Fuß gekämpft hatte, und ob er einen Feind getötet, skalpiert oder gefangen hatte. Heute tragen Indianer ihren Federschmuck nur noch zu ganz besonderen Anlässen.

Wer jedoch eine Federhaube tragen darf, der gilt auch heute noch als Held und Berühmtheit, der einen großen Dienst an der Gemeinschaft vollbracht hat (vgl. Weber 2021).

Heute ziehen wir Frauen und Männer zwar nicht mehr in den Krieg. Jedoch vollbringen wir, genau wie damals die Krieger und Häuptlinge mit Federhaube, besondere und anerkennenswerte Leistungen. Hatte ein Häuptling, ein Krieger ungefähr zehn Heldentaten vollbracht, so ließ er sich eine Federhaube anfertigen, nicht nur um aller Welt zu zeigen, welch ein Held er ist, sondern auch um sich selbst anzuerkennen, auf sich stolz zu sein und sich selbst zu bewundern und wertzuschätzen.

Stolz, Kraft und Würde einer Häuptlingin

Ich biete in der Regel bei jedem Vortrag den Frauen und Männern an, meinen Häuptlingsfederschmuck, wie ich dazu sage, anzuprobieren. Es ist für mich jedes Mal ein tolles, faszinierendes, ja sogar magisches Erlebnis. Besonders bei Frauen fällt mir auf, dass sie mit dem Federschmuck ungewöhnlich schön und attraktiv sind. Die Frau braucht nicht zu lachen und trotzdem verleiht ihr der Schmuck eine Schönheit, Wildheit, Kraft und Würde, die ich sonst noch nie gesehen habe. Es ist, als ob sie eine lange Haarpracht voller Stolz von besonderer Art trägt, die sie als eine Frau mit besonderer Schönheit, ursprünglicher Kraft und weiblicher Würde zeigt.

Wie zelebrieren wir heute unsere besonderen Taten und Leistungen? Feiern wir diese? Erkennen wir unsere Leistungen in dieser Welt vor uns selbst an? Jeden Tag vollbringst du Höchstleistungen: Du gehst zur Arbeit oder hast deine Arbeit, wie z. B. Haushalt und Kindererziehung, zu Hause. Du vollbringst jeden Tag Höchstleistungen, im Job, zu Hause und sogar oft in deiner Freizeit, indem du gut für dich selbst sorgst und für andere Menschen ein „wahrer Freund“ bist. Doch: Zeigst du anderen Menschen, was für ein toller Held, eine tolle Heldin du bist? Feierst du deine Erfolge und erkennst diese vor dir selbst an? Bist du stolz auf deine Leistungen? Nein, so etwas kennen wir nicht! Stattdessen haben wir Glaubenssätze wie „Eigenlob stinkt“ im Kopf und tun deshalb unsere besonderen Leistungen eher als selbstverständlich und normal ab. Schade, oder? Wenn ich an die Krieger und Häuptlinge denke, ist es eigentlich richtig schade. Wir nehmen uns selbst so viel, indem wir vergessen, unsere eigenen Leistungen anzuerkennen, zu feiern. Wir dürfen auf uns stolz sein! Wir dürfen uns selbst loben und unsere besonderen Leistungen feiern! Doch wie? Hast du eine Idee?

Gerne stelle ich dir bei meinen Vorträgen, Trainings und Coachings meinen Häuptlingsfederschmuck zur Verfügung. Du kannst ihn gerne aufsetzen und dich damit fotografieren lassen. Es finden sich schon so einige Häuptlinginnen mit meinem Häuptlingsfederschmuck im Netz. Das finde ich einfach wunderbar!

Du bist eine echte Häuptlingin!

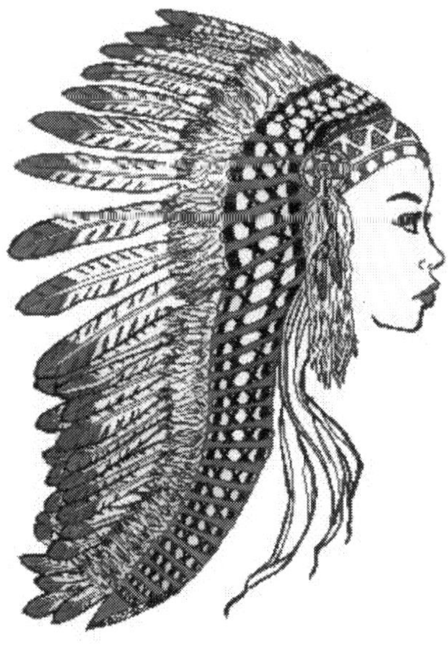

Die drei wichtigsten Fragen zum Häuptlingspfad

Frage 1:
Wieso Häuptlingin? Was bedeutet die Häuptlingin im Zusammenhang mit Druck, psychischer Belastungen und Gelassenheit?

Aus meiner Sicht sollten alle Mitarbeiter in Unternehmen, aber auch alle Menschen auf dieser Welt Häuptlinginnen sein. In einer Zeit der Digitalisierung, verbunden mit Homeoffice, steht die Arbeitswelt vor einem gewaltigen Wandel. Aus der Notlösung „Homeoffice" während der Pandemie wurde ein neues Arbeitsmodell. Warum sollen die Mitarbeiter nicht auch von zu Hause aus arbeiten? Der Mitarbeiter spart sich den oftmals langen Anfahrtsweg, ist zu Hause präsent für häusliche Aufgaben und Familie und oft auch flexibel bei der Einteilung seiner Arbeitszeit. Arbeitnehmer sparen sich auch eine Menge Ressourcen, vor allem die Bereitstellung des Arbeitsplatzes.

Den Arbeitnehmer stellt die Digitalisierung, meist auch mit Homeoffice verbunden, vor völlig neue Herausforderungen. Er ist mehr denn je gefordert, für sich selbst die Verantwortung zu übernehmen, so dass er seine persönlichen und arbeitsrelevanten Bedürfnisse erfüllen kann. Bisher passierte das ganz automatisch in der Arbeit. Regelmäßige Treffen im Kleinteam am Morgen, der schnelle informelle Austausch mit der Kollegin in der Mittagspause oder die bewusste Strukturierung des Arbeitstages durch die vorgegebenen Pausen. Das ist im Homeoffice alles weg. Wichtige existenzielle Bedürfnisse nach Gemeinschaft, Nähe zu Kollegen und formeller und informeller Austausch werden nun nicht mehr erfüllt. Der Mitarbeiter sitzt alleine in seinem Büro. Du bist alleine in deinem Büro.

Der Mitarbeiter, aber auch die Führungskräfte, sind deshalb heute gefordert wie noch nie, Verantwortung für sich und die eigenen Bedürfnisse zu übernehmen, wenn sie einen guten Job machen und auch psychisch und körperlich gesund bleiben möchten. Durch das nicht vorhandene Arbeitsumfeld und die privaten Ablenkungen ist der Arbeitnehmer auf sich selbst geworfen wie noch nie. Er muss Verantwortung für seine Bedürfnisse übernehmen, seinen Arbeitstag selbst in die Hand nehmen und sich alles eigenständig holen, was er braucht: Kontakt zu Kollegen, Informationen, die er benötigt, Vernetzung zum Team und regelmäßigen Austausch mit dem Vorgesetzten. Zudem muss er seinen Tag strukturieren, selbst für Pausen sorgen und verantwortungsbewusst, effektiv und produktiv mit der Arbeitszeit umgehen. Das erfordert neue Emotional- und Sozialkompetenzen und eine nie gekannte Eigeninitiative im Job, viel mehr Kommunikation und Austausch.

Aus diesem Grunde brauchen wir keine Indianer mehr am Arbeitsplatz, die darauf warten, bis sie versorgt werden: mit Arbeit, mit Informationen, mit Kontakt zu Arbeitskollegen und der Strukturierung des Arbeitsalltages. Wir brauchen privat (die Selbständige, die Hausfrau) und auch beruflich Menschen, die Verantwortung für sich selbst übernehmen, für ihre Gesundheit, ihre Beziehungen und ihre Arbeit. Diese neue Freiheit bei der Arbeitsausübung und im privaten Umfeld erfordert eine hohe Selbstverantwortung, verbunden mit Disziplin, Eigeninitiative und Selbstbestimmung. Eine hohe Schule, die es gilt, zu erlernen, da wir bisher von Schule und Arbeit gut versorgt wurden (Struktur, Beziehungen, Informationen, Austausch). Der Arbeitnehmer, der moderne Mensch, ist gefordert wie nie, sich zu holen, was er braucht, sein Leben in die Hand zu nehmen. Nur so kann er zukünftig seinen Lebensunterhalt erfolgreich bestreiten und körperlich und psychisch gesund bleiben.
Der Mensch muss ganz neu lernen, mit den Anforderungen und psychischen Belastungen umzugehen, da diese sich selbst ständig verändern. Dies können Arbeitnehmer nur dann bewältigen, wenn sie gelernt haben, sich selbst

zu managen, d. h. spüren, was sie brauchen, um gute Arbeit machen zu können und in ihrer Kraft, Gelassenheit und Gesundheit zu bleiben.

In erfolgreichen Unternehmen wird es zukünftig nur noch Häuptlinge und Häuptlinginnen geben, gesunde Arbeitnehmer, die die hohe Kunst der Selbstverantwortung beherrschen, für 100 Prozent Effektivität, Produktivität und Innovation, um auf dem Weltmarkt auch zukünftig bestehen zu können.

Diese Veränderungen in der Arbeitswelt erfordern auch eine Veränderung bei den Führungskräften. Es ist demzufolge nicht mehr so, dass der Chef der Wissende und die Person ist, die am meisten Erfahrung hat. Nein, er hat eine andere Rolle. Das bedeutet nicht, dass er mehr weiß und kann als die Mitarbeiterin. Hier ist ein Umdenken bei den Führungskräften gefordert. Verbunden mit einer anderen Haltung: Das Gegenüber ist kompetent und darf tatsächlich bei einzelnen Sachverhalten mehr wissen und können als die Führungskraft. Eine neue Denkweise und Haltung: Der Mitarbeiter darf besser sein als ich, mehr wissen und sich besser auskennen! Ganz ungewohnt, oder?

„Freiheit bedeutet Verantwortlichkeit:
das ist der Grund,
weshalb die meisten Menschen sich vor ihr fürchten.“
George Bernard Shaw

Frage 2:
Hat der Häuptlingspfad etwas mit einem Pilgerweg zu tun?

Beim Pilgern machst du dich auf eine lange Reise zu einem bestimmten Ort. Dabei bist du Wochen oder Monate unterwegs, meistens zu Fuß. Früher pilgerten nur gläubige Menschen an heilige Orte, um ihrem Gott näher zu sein. Im Christentum wandern die Gläubigen den Jakobsweg entlang. Jüdische Gläubige machen sich auf den

Weg nach Jerusalem und Muslime versuchen, einmal im Leben eine Pilgerreise nach Mekka zu machen. Heute wird auch aus nicht-religiösen Gründen gepilgert, zum Beispiel zur Selbstfindung, um zur Ruhe zu kommen oder lediglich des Reisens willen, um neue Eindrücke und Erlebnisse zu sammeln. Beim Pilgern machst du dich physisch, mit deinem Körper und deiner Seele auf den Weg. Du lässt den Alltag hinter dir und bist offen für alles, was auf dich zukommt. Der Pilgerweg hat auch ein Ende.

Ganz anders ist das beim Häuptlingspfad. Der Häuptlingspfad hat zwar einen Anfang, jedoch geht er lebenslang und endet erst, wenn du es möchtest oder aber nie. Es ist der Weg zu dir selbst, zu der Quelle deiner Kraft und deiner Persönlichkeit und das mitten in deinem Leben, in deinem Alltag, der geprägt ist von unzähligen täglichen Anforderungen, Aufgaben, Druck und schweren psychischen Belastungen. Auf einem Pilgerweg bist du frei von allen täglichen Aufgaben, Erwartungen, Drucksituationen und Belastungen.

Auf dem Häuptlingspfad bist du mittendrin, lernst mit Druck, deinen Gefühlen und Bedürfnissen umzugehen, dich gezielt im Wahnsinn des Alltags abzugrenzen und in eine Balance zu bringen: für mehr Gelassenheit trotz Druck des Alltags. Wenn heute ein Mensch auf Pilgerreise geht, so sind die Motivation und das Ziel ganz unterschiedlich. Beim Häuptlingspfad hingegen ist die Motivation und das Ziel klar, es ist der Pfad zu dir selbst, zu mehr Eigenverantwortung und Selbstbestimmung, zu mehr Kraft und (psychischer) Gesundheit.

Eines haben jedoch die Pilgerreise und der Häuptlingspfad gemeinsam: Es ist eine Wanderung zu dir und deiner Persönlichkeit, eine Begegnung mit dir selbst, für mehr Selbstbewusstsein, Lebenssinn und eine neue Sichtweise auf dich selbst und die Welt.

„Die Gelassenheit ist eine
anmutige Form des Selbstbewusstseins."
Marie von Eber-Eschenbach

Frage 3:
Ist der Häuptling, die Häuptlingin nicht die Chefin bzw. die Führungskraft in einem Unternehmen?

Nein, in einem erfolgreichen Unternehmen müssen alle Mitarbeiter bzw. alle Menschen Verantwortung für sich und ihre Arbeit übernehmen. Das geht durch alle Etagen. Natürlich haben Führungskräfte eine andere Rolle im Unternehmen, d. h. andere Aufgaben und Ziele, verbunden mit mehr Kompetenzen und Verantwortung. Dies bedeutet jedoch nicht, dass Führungskräfte dafür da sind, auf übergriffige Weise Verantwortung für ihre Mitarbeiter zu übernehmen: Fürsorgepflicht des Arbeitgebers bedeutet nicht, dass der Chef allein dafür verantwortlich ist, für das Wohlbefinden und die Gesundheit der Mitarbeiter zu sorgen. Der Arbeitnehmer hat, genau wie der Chef oder die Führungskraft, die Aufgabe, Verantwortung für sich und seine Arbeit zu übernehmen und seine Bedürfnisse dem Vorgesetzten mitzuteilen und einzufordern. Bei der Aufgabenerledigung benötigt der Arbeitnehmer zwar die Unterstützung durch den Vorgesetzten, doch auch hier gilt das Prinzip „so wenig Kontrolle und Unterstützung wie möglich und so viel wie nötig", so dass der Mitarbeiter so viel Freiheit und Verantwortung wie nur möglich für seine Aufgabenerfüllung (Management, Kommunikation, Lösungsmöglichkeiten und Innovation) hat. Das macht ihn stark und lässt ihn wachsen und Spaß an seiner Arbeit haben. Eine vertrauensvolle wertschätzende Arbeitsbeziehung zwischen Führungskraft und Mitarbeiter ist hierbei die beste Basis für ein effektives und produktives Arbeitsergebnis.

Der Idealzustand in einem Unternehmen bei jedem Menschen ist demzufolge, als Häuptling durchs Leben zu gehen. Auf Englisch heißt Häuptling „indian chief". Chief, der Chef, was bedeutet, dass jeder Mensch sein eigener Chef sein sollte und nicht ständig „seine Verantwortung für sich" an andere Menschen abgibt. Wir brauchen in Unternehmen und auf der Welt Menschen, die für sich und ihre Arbeit einstehen und nicht als Opfer durchs Leben gehen und wie ein kleines Kind versorgt werden wollen.

„Den anderen die Schuld zu geben,
ist immer einfach.
Damit kannst du dein ganzes Leben zubringen,
aber letztlich bist du allein für deine Erfolge
oder deine Niederlagen verantwortlich."
Paulo Coelho

Die fünf besten Rituale für mehr Gelassenheit

Ein Ritual ist nichts anderes als eine wiederkehrende Handlung, die immer gleich abläuft. Wenn du ein Ritual oft genug praktiziert hast, wird dies in der Regel zur festen Gewohnheit, über die du nicht mehr nachdenkst, sondern sie einfach tust. Die Bemalung des Gesichts oder des Körpers mit bunter Farbe ist bei den meisten Indianern ein festes Ritual, ähnlich wie sich in unserer Kultur viele Frauen schminken oder die Männer rasieren.

Eine Zeremonie hingegen ist eine eher feierliche, meist öffentliche Handlung, die in der Regel einen festgelegten Ablauf hat und meist auch Rituale enthält. Eine Zeremonie ist etwas Besonderes, ein Fest, ein Genuss. Sie hat nicht den Charakter einer alltäglichen Gewohnheit. Der Sonnentanz war bei den Lakota-Indianern die wichtigste Zeremonie. So wichtig wie zum Beispiel im christlichen Glauben der festliche Akt einer Taufe.

Rituale haben nicht den feierlichen Charakter einer Zeremonie, sind jedoch gerade im Alltag sehr von Nutzen und erleichtern das Leben ungemein. Du musst über ein Ritual nicht mehr nachdenken. Du machst es immer wieder nach gewohnten Abläufen, was die Praxis und auch dein Gehirn sehr entlasten. Aus diesem Grunde ist es gerade auf dem Pfad zu einem gelasseneren Leben eine gute Idee, neue Rituale in deinem Alltag zu installieren, die dir mehr Ruhe, innere Balance und Leichtigkeit bringen. Sehr gerne möchte ich dir deshalb meine fünf besten Alltagsrituale für mehr Gelassenheit zeigen. Integriere sie, wenn du möchtest, fest in deinem Alltag. Tue sie einfach, ohne viel nachzudenken, dann wird sich schon bald Gewohnheit einstellen und der Erfolg zeigen.

„Rituale bringen mitten im Alltag
den Himmel auf die Erde."
Anselm Grün

Ritual 1: Pause

„Immer wenn es am schönsten ist, dann soll man gehen", besagt ein altes Sprichwort. Ganz ähnlich verhält es sich bei Streitgesprächen, in schwierigen Situationen oder wenn du einfach nicht mehr kannst. Gehe und mache eine Pause. Du streitest mit deiner Partnerin und ihr dreht euch im Kreis? Sage innerlich zu dir laut „STOP" und kündige deiner Partnerin an, dass du jetzt eine Pause benötigst. Wechsle die Umgebung und mache etwas, was dir guttut: Kaffee trinken in der Küche, einen Spaziergang in der Natur oder ein kurzer Aufenthalt im Garten.

Ganz genauso ist es bei der Arbeit, wenn du das Gefühl hast, dass sich die Wellen über dir zusammenschlagen. Mache eine kurze Pause. Auch hier ist es ratsam, die Umgebung zu wechseln. Wenn du nichts wirklich Geeignetes findest, dann verziehe dich auf die Toilette. Vielleicht gibt es da ein Fenster, das du öffnen und dich durch tiefes Ein-

und Ausatmen beruhigen kannst. Ganz egal, wie du das machst. Die Auszeit sollte mindestens 10 Minuten betragen und du wirst sehen, dass danach die Welt schon wieder anders aussieht. Schaffe dir ein Ritual, dass dich herunterkommen lässt, bei der Arbeit und zu Hause. Natürlich ist das auch der Grund, warum es für Raucher so schwer ist, von der Zigarette zu lassen. Sie haben sich meist das Ritual angewöhnt, dass sie erst einmal eine rauchen gehen, wenn es schwierig oder stressig wird. Suche dir lieber ein gesünderes Ritual. Wichtig ist nur, dass du in Stresssituationen rechtzeitig „STOPP" zu dir selbst sagst und in einer anderen Umgebung eine Pause einlegst. Das wirkst wahre Wunder.

„Nichts bringt uns auf
unserem Weg besser voran
als eine Pause."
Elisabeth Barrett-Browning

Ritual 2: Meditation

Menschen aus verschiedensten Kulturkreisen wissen schon seit Jahrtausenden um die positive Wirkung von Meditationen. Heute entdecken Wissenschaftler (vgl. Eitle 2015) immer mehr faszinierende Auswirkungen der Meditation auf die psychische und körperliche Gesundheit, die eng miteinander verknüpft sind. Meditation ist ein einfaches mentales Training mit beeindruckender Wirkung. Schon nach wenigen Stunden Übung spürst du einen bedeutenden Effekt auf die Psyche, auf dein Wohlbefinden. Du entwickelst ein Gefühl von innerer Ruhe und Ausgeglichenheit und bist in Druck- und Stresssituationen gelassener. Dies hat wiederum Auswirkungen auf deine körperliche Gesundheit wie Blutdruck, dein Immunsystem oder deinen Cholesterinspiegel. Neurowissenschaftler haben diesen spürbaren Effekt in verschiedenen Studien tatsächlich gemessen. Meditation verändert nachweislich die Gehirnmasse und hat Einfluss auf eine positive Persönlichkeitsentwicklung.

Meditation hat mehr als einen positiven Effekt auf deine psychische Gesundheit. Sie ist Balsam für deinen Geist und deinen Körper. Der Körper schüttet bei regelmäßigem Meditieren nachweislich weniger stressförderndes Cortisol aus, das zentrale Bereiche in unserem Gehirn angreift und dauerhaft schädigen kann. Hier noch einmal die beeindruckend positiven Auswirkungen von Meditation auf deine Gesundheit zusammengefasst:

- Dein körperliches und emotionales Stress- und Angsterleben wird durch Meditation nachweislich gesenkt.
- Du bist emotional stabiler, denkst positiv und begegnest Konflikten und Problemen weniger irrational.
- Du bist innerlich gelassener und geduldiger. Deine Gedanken werden ruhiger, dein Verhalten gegenüber deinen Mitmenschen achtsamer.
- Deine Konzentrationsfähigkeit erhöht sich und du bist geistig flexibler und offener.
- Deine Körperwahrnehmung erhöht sich und du bist näher an deinen Gefühlen, deiner inneren Stimme, deinem Bauchgefühl. Das intuitive Wissen ist ein wertvoller Ur-Instinkt und oft ein wichtiger Impuls in unserem Leben.
- Der geistige und körperliche Alterungsprozess wird verlangsamt.

Kaum zu glauben, oder? Beeindruckend, was du nur durch regelmäßige Meditation für deine psychische Gesundheit tun kannst. Aber das ist noch nicht alles. Durch regelmäßige Meditation kannst du noch weitere konkrete körperliche Effekte erzielen:

- besserer Schlaf
- reduziertes Schmerzempfingen
- gesenkter Blutdruck
- gestärktes Immunsystem
- niedrigerer Cholesterinspiegel
- verminderte Kopfschmerzen und Migräneattacken

Während der Meditation lernen wir, unsere Gedanken zu kontrollieren, mit unseren Gefühlen umzugehen und tauchen dadurch letztendlich in die Tiefen unseres Seins ein. Das ist ein großer Unterschied zu anderen gängigen Entspannungsmethoden. Du kommst zu dir selbst, zugleich werden wichtige Areale im Gehirn gestärkt, die sich positiv auf dein Verhalten und deine Wahrnehmung auswirken. Tatsächlich wird es dir durch Meditation bald psychisch und körperlich besser gehen, bereits nach 25 Stunden haben Wissenschaftlicher erste Veränderungen im Gehirn messen können.

Baue Meditationen regelmäßig in deinen Wochenablauf ein. Dabei ist es nicht schlimm, wenn du nicht jeden Tag meditierst, wichtig ist nur eine gewisse Regelmäßigkeit. Dies könntest du geschickt an ein anderes Ritual knüpfen, zum Beispiel am Morgen, sobald alle Familienmitglieder das Haus verlassen haben oder am Abend nach dem Zähneputzen. Du kannst unzählige Kurz-Meditationen im Internet finden und diese über dein Handy immer wieder in deinen Alltag einbauen. Es gibt kurze Meditationen für Anfänger, indianische Meditationen oder auch Meditationen, die sich einem gewissen Thema (Selbstliebe, Achtsamkeit usw.) zuwenden. Suche dir einfach aus, was dir gefällt. Es reichen auch schon 10 Minuten Auszeit über Meditation, um mit dem mentalen Training zu beginnen. Probiere es einfach mal aus!

„Ich glaube, dass Meditation zukünftig so normal im Schulalltag werden könnte, wie ökologisches Bewusstsein schon heute in der Gesellschaft. Ich finde es Interessant, dass eine alte Technik die Lösung für ein modernes Problem sein könnte.“
Paul McCartney

Ritual 3: Indianerehrenwort

Natürlich kennst du den Begriff „Indianerehrenwort“. Ein Begriff, der bereits fest in die deutsche Sprache eingegangen ist. Jeder, der Karl May gelesen hat, kennt es: das heilige Versprechen eines Indianers, das unter keinen Umständen gebrochen werden darf. Indianerehrenwort bedeutet auch heute noch so viel wie „Darauf kannst du dich verlassen“ oder „fest versprochen“ oder „Du hast mein Wort“.

Wir Menschen brauchen und sehnen uns nach ehrlichen und tiefen Beziehungen. Wir möchten Menschen um uns herumhaben, die uns ernst nehmen und auf die man sich verlassen kann. Möchtest du gute Freunde haben, tolle Beziehungen, privat und im Job? Dann ist es wichtig, dass du so ein Mensch bist: jemand, auf den man sich verlassen kann, wenn er etwas zusagt oder verspricht. Kennst du das? Du verstehst dich mit einem Menschen prima, aber er hält nur selten, was er dir verspricht. Ein Kollege möchte dir einen Link zu einem tollen Rezept schicken, von dem er erzählt hat. Oder eine Freundin hat versprochen, dir nächste Woche beim Umzug zu helfen. Nur ist es leider bei dem Versprechen geblieben. Die Freundin ist am Umzugstag nicht aufgetaucht und der Kollege hat vergessen, dir den Link von dem tollen Rezept zu schicken. Du bist enttäuscht und dir wird klar, dass du der Freundin, dem Kollegen doch nicht so wichtig zu sein scheinst, wie du dachtest. Sehr schade, wie ich finde.

Einen anderen Menschen wertzuschätzen, zu respektieren bedeutet, seine Versprechen um (fast) jeden Preis einzuhalten. Wenn du deine Versprechen nicht einhältst, wird das Band zwischen dir und deiner Freundin langsam immer lockerer und rissig. Deine Freundin merkt, dass sie sich nicht auf dich verlassen kann und dass sie dir nicht sehr wichtig ist. Sie wird sich von dir abwenden oder eure Freundschaft nicht mehr besonders ernst nehmen. Gerade auch bei Kindern ist es besonders wichtig, Versprechungen einzuhalten. So fühlen sie sich wertvoll, respektiert und verbunden, mit dir und mit der Welt.

Deshalb: Achte genau drauf, was du anderen Menschen versprichst. Wenn du etwas versprichst, dann halte dein Versprechen unter (fast) allen Umständen ein. Auf jedes Versprechen muss wie bei einem Ritual die Erfüllung des Versprechens folgen. Hierbei kannst du dich selbst überlisten, indem du bei jedem Versprechen an deine Mitmenschen das Wort „Indianerehrenwort" dazu sagst. Das wird die Verbindlichkeit erhöhen und die Erfüllung von beiden Seiten einfordern. Der Lohn wird groß sein: gute Freundschaften, gute Beziehungen beispielsweise zu Nachbarn, ein toller Teamspirit im Job. Unbezahlbar, was du an Lebensqualität dadurch gewinnst.

„Wer Kindern was verspricht,
sei es ein Spiel, ein Geschenk oder sei es die Rute,
der halte es wie einen Eid."
Peter Rosegger

Ritual 4: Bewegung

In einer sich stets verändernden Welt, verbunden mit Digitalisierung und Homeoffice, ist das Ritual „Bewegung" dringend notwendig, auch als immer wiederkehrende Konstante. Gerade am Laptop oder am Handy vergessen wir schnell die Zeit. Es vergehen die Tage, ohne dass wir etwas für unsere körperliche Fitness getan haben. „In einem gesunden Körper wohnt ein gesunder Geist", sagt der römische Dichter Juvenal. Aus diesem Grunde soll der Körper täglich aktiviert werden, um Verspannungen abzubauen, den Kreislauf und die Hirndurchblutung zu aktivieren. Hierbei eignen sich am besten körperliche Aktivitäten, die du besonders magst.

Du liebst es, in der Natur spazierenzugehen? Prima. Das kannst du einmal am Tag machen und wenn es nur 20 Minuten sind. Du liebst es, zu schwimmen? Auch eine tolle Sportart, sich im Element Wasser zu vergnügen. Prima! Nimm dir gerne einen Tag vor, an dem du regelmäßig schwimmen gehen möchtest. An dem Tag machst du in Zukunft auch nichts anderes und schon bald wird es sich in deinem Freundes- und Bekanntenkreis herumgesprochen haben, weil du zum Beispiel am Mittwochabend keine Zeit hast, da du dann zum Schwimmen gehst. Du trainierst gerne an Geräten? Dann melde dich doch in einem Fitnessstudio an und nimm dir mindestens zwei feste Tage vor, an denen du dein Training absolvieren möchtest. Oder wie wäre es mit Yoga oder Gymnastik? Diese Sportarten können auch zu Hause durchgeführt werden, in Live-Seminaren oder auch offline über Videos. Wichtig ist nur, dass du es tust. Am besten regelmäßig und ohne nachzudenken, so dass du nicht Gefahr läufst, es „doch lieber" zu unterlassen. Gib deinem inneren Schweinehund durch regelmäßige Bewegungsrituale keine Chance, zu Wort zu kommen.

„Wer glaubt,
keine Zeit für körperliche Fitness zu haben,
wird früher oder später Zeit zum
Kranksein haben müssen."
Chinesisches Sprichwort

Ritual 5: Häuptlingsschrei

Den kennt jeder von uns: den Häuptlingsschrei! Der Schrei ist laut, stark und unverkennbar! Hast du ihn im Ohr?
Indianer setzten den Schrei in den unterschiedlichsten Situationen ein, nur eines ist klar: Er demonstriert Stärke, Klugheit, Größe, Macht und eine inständige Leidenschaft, seinem Gegenüber etwas mitzuteilen.

Heute kommt es leider nicht mehr oft vor, dass wir schreien und laut sein dürfen. Das wir uns selbst viel Raum nehmen und unser Bedürfnis nach Leben und Aktion weit in die Welt hinaus tragen können. Laut zu werden ist bei uns heute eher ein Zeichen von unkontrollierter Aggression und Gewalt. Schon Kinder werden dazu erzogen, dies möglichst zu unterlassen. Aber wohin mit unserer ganzen Energie? Wohin mit unserer Größe und Leidenschaft, mit anderen Menschen kraftvoll zu kommunizieren? Es ist an der Zeit, Menschen wieder an ihre Größe, Stärke und an ihre Macht zu erinnern und sich nicht hinter ihrem Handy zu verstecken wie eine kleine Maus im Mauseloch.

Den Häuptlingsschrei zu praktizieren bedeutet, sich Raum zu nehmen, unangepasst zu sein („Was sagen die Nachbarn?"), gehört und gesehen zu werden und mit der eigenen Unverwechselbarkeit aus der Reihe zu tanzen! Tut man das? Ja, aber sicher! Erinnere dich durch den Häuptlingsschrei an deine Stärke, deine Macht, deine Einmaligkeit und deine Leidenschaft! Bitte. Es gibt schon zu viele überangepasste Menschen. Die Welt braucht mutige Menschen wie dich! Gleich nach dem Aufstehen praktiziere jeden Tag den Häuptlingsschrei, laut, vehement und voller Energie. Der heftige Atemzug wird dich aufwecken, dein inneres Feuer tief in dir entfachen und der Schrei wird dich stark und mächtig machen. Genau das braucht die Welt. Wie gesagt, jeden Morgen, ungefähr eine Minute, das sind ungefähr 5 Atemzüge und 6 Schreie!

„Lass dich nicht
unterkriegen,
sei frech und
wild und
wunderbar!"
Astrid Lindgreen

Der erste Schritt beginnt mit dem ersten Schritt!

Der erste Schritt auf dem Häuptlingspfad beginnt mit dem ersten Schritt! Ganz logisch, ja. Eigentlich auch ganz einfach. Aber eben nur eigentlich. Kennst du das? Du möchtest etwas ganz Neues beginnen, traust dich aber nicht? Dein Herz klopft bis zum Hals und du findest 1000 Ausreden, warum du es jetzt nicht tun möchtest, sondern erst später? Also ich kenne das!

Na prima! Endlich selbständig. Wir schreiben das Jahr 2008, ich habe durch die Agentur für Arbeit ein Gründercoaching gesponsert bekommen und ich endlich mein eigenes Business. Zwar nur in Teilzeit, aber immerhin. Ich vereinbare mit meinem Coach, drei Anrufe bei Bildungsreferenten zu tätigen, um Aufträge für Seminare an Land zu ziehen. Aber was ist mit mir los? Seit Jahren mache ich nichts anderes, als mit Menschen persönlich zu sprechen oder diese eben anzurufen. Aber jetzt? Jetzt ist das irgendwie etwas ganz Anderes, jetzt wo es mein eigenes Business ist. Es fällt mir schwer, den Hörer in die Hand zu nehmen und den ersten Bildungsreferenten anzurufen. Am Montag denke ich mir: „Heute rufe ich nicht an, Montag ist ein schlechter Tag." Am Dienstag nehme ich mir vor, um 14 Uhr anzurufen. Um 14 Uhr sitze ich wieder am Telefon und denke, dass es ja auch noch reichen würde, wenn ich erst am Mittwoch anrufe. „Was macht schon ein Tag?", sage ich zu mir. Mein klopfendes Herz beruhigt sich langsam wieder und ich verschiebe den Telefontermin erneut. So geht das mehrere Tage. Beim nächsten Termin mit meinem Coach schreit dieser mich einfach nur laut und eindringlich an: „Margit, ganz egal, wie du es machst, egal, wie das Gespräch verläuft, aber rufe da an, tue es einfach!" Ich bin wie gelähmt, nehme noch am selben Tag den Hörer in die Hand und rufe wieder mit klopfendem Herzen an. Jetzt will ich es wagen, auch wenn ich keinen Ton am Telefon herausbringe oder nur etwas Wirres daherstammle. Als ich den Hörer auflege, denke ich mir: „Was hatte ich denn so eine Angst vor dem Anruf? War doch ganz einfach!" Ich bin happy und glücklich und zufrieden mit mir selbst und kann nun den nächsten Schritt, den nächsten Anruf wagen.

Wie das Gespräch war, willst du sicherlich wissen? Ganz entspannt, einfach und auch erfolgreich. Mein Gegenüber war freundlich, es entstand keine peinliche Stille und entgegen meiner Erwartungen konnte ich fließend sprechen.

Im Nachhinein denke ich mir manchmal, dass ich bis heute nicht bei dem Bildungsreferenten angerufen hätte, wenn mich mein Coach damals nicht angeschrien hätte. Soll ich dir sagen, wieso ich gerade dieses Buch hier schreibe? Na, weil mein Coach mir einen kleinen liebevollen Tritt gegeben hat. Ich habe mir immer wieder gesagt: „Ach, ein Buch kann ich immer noch irgendwann schreiben!". Aber wann ist irgendwann, wann ist später? Das Leben findet genau jetzt statt und kann nicht aufgeschoben werden.

Der erste Schritt deiner Reise beginnt mit TUN und zwar JETZT. Dabei ist es tatsächlich ganz egal, wie du es machst. Wichtig ist, dass du es machst. Wir denken zu viel, geben uns unseren Ängsten hin, anstatt es zu tun. Ganz egal, wie. Das Ergebnis ist immer besser, als du denkst! Habe bei dem ersten Schritt auf dem Häuptlingspfad auch wieder den Mut, unperfekt zu sein! Ganz egal, wie du den Schritt machst, das Wichtigste ist, dass du ihn machst. Beginne den Häuptlingspfad mit dem ersten kleinen Babyschritt. Wähle dazu am besten einen Schritt aus, der dir leichtfällt, dann bist du schon mal auf dem Pfad!

Ach übrigens: Wir Menschen sind keine Einzelwesen und wir müssen auch nicht alles alleine schaffen. Wir dürfen andere Menschen um Hilfe bitten und uns ihnen auch zumuten. Wir dürfen auch schwach sein, einen anderen Menschen brauchen und um Unterstützung bitten. Ein lieber Freund, eine Freundin ist sicher bereit, dich bei deinem ersten Schritt zu unterstützen, wenn du ihn oder sie darum bittest. Ein Coach, ein Therapeut oder eine Beraterin ist auch eine gute Investition in deinen Erfolg! Du bist es wert. Es wird sich tausendfach für dich auszahlen! Also los!

„Es ist nicht genug zu wissen –
man muss auch anwenden.
Es ist nicht genug zu wollen –
Man muss auch tun.“
Johann Wolfgang von Goethe

SCAN ME

Gerade wenig Zeit? Dann lade dir jetzt die **SOS-SCHNELL-TIPPS** für mehr Gelassenheit, deine maximale Kraft und gesundheitliche Stabilität herunter! Für Führungskräfte, Arbeitnehmer und alle Menschen wie du und ich. **PLUS Gratis 5 BILDER** aus der eigenen Feder von Margit List aus DIESEM Buch (inkl. Häuptlingin-Bild), kostenlos im DIN A4-Format zum Ausdrucken!

Route 6:
Feiere das Leben

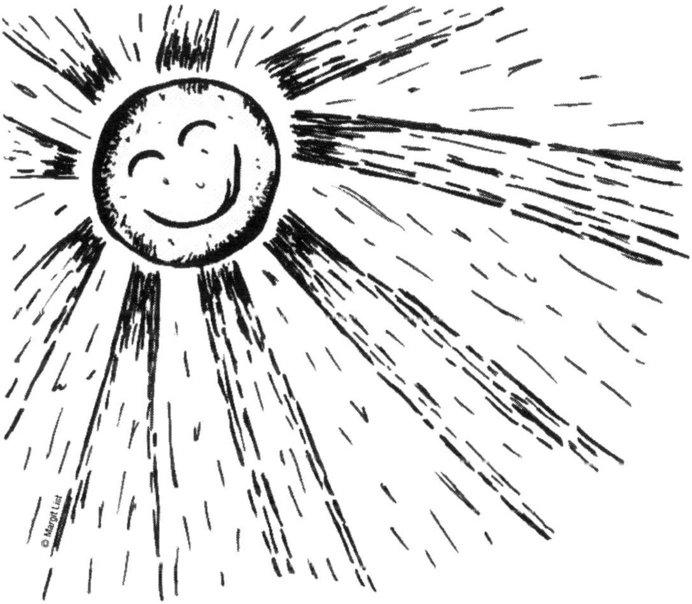

Für die meisten Indianerstämme war das Feiern von elementarer Bedeutung. Das Leben an sich wurde gefeiert, die Wunder der Natur und die Schönheit der Tiere, aber auch Übergänge und neue Lebensabschnitte. Über unzählige Tänze, Rituale und Zeremonien wurden rauschende Feste gefeiert, das Leben an sich galt als heilig. Heute sprechen wir davon, dass das Leben ein Geschenk ist, da wir so viel von einer höheren Macht geschenkt bekommen. Unsere Gesundheit, die Nahrung aus der Natur, aber auch Sonne, Wärme und unsere Familie und Mitmenschen. Kannst du das so sehen? Wir haben zwar Feiertage und auch christliche Feste, aber feiern wir an Erntedank tatsächlich unsere Nahrung oder an Ostern das Leben an sich? Feiern bedeutet Anerkennung, Freude und Dankbarkeit. Aber ich denke, für die meisten von uns ist unsere tägliche Nahrung, das Sonnenlicht, das saubere Wasser und unsere Gesundheit selbstverständlich geworden. Ist es das wirklich? Nehmen wir Menschen uns nicht eine große Freude und Zufriedenheit, wenn wir vergessen, was uns das Leben alles schenkt?

Sage kurz dem Leben Danke

Dankbarkeit – ein Fest in unserem Inneren

Dem Leben, deinem Leben „DANKE" zu sagen, ist eine besondere Art, zu feiern. Es ist eine Form deiner Wertschätzung im Hier und Jetzt, eine Anerkennung für den Reichtum an Geschenken, die dir das Leben gegeben hat. Wenn du von einer Freundin ein Geschenk bekommst, dann sagst du doch auch Danke, oder? Wir vergessen leider allzu oft, uns für die Geschenke des Lebens zu bedanken oder auch uns selbst. Damit tun wir uns alles andere als einen Gefallen. Du trauerst immer wieder über Verlorenes in der Vergangenheit oder sehnst Künftiges herbei? Dann bist du auf einem guten Weg, unglücklich zu werden. In einer Welt, in der wir im Grunde genommen immer alles haben, sogar einen gewissen Luxus unser Eigen nennen dürfen, fällt es uns seltsamerweise besonders schwer, dankbar, zufrieden und glücklich zu sein. Wir halten den Überfluss für selbstverständlich, was er jedoch tatsächlich nicht ist. Du erinnerst dich? Wir denken gerne in wenn/dann-Kategorien: „Wenn ich endlich meinen Traummann gefunden habe, dann bin ich glücklich“, oder: „Wenn ich erst schlank bin, dann werde ich beruflich durchstarten“. Laufe nicht deinem Glück hinterher, sondern nutze die Chance, genau jetzt glücklich zu sein. Geld und materielle Dinge machen übrigens laut Glücksforschung nur bedingt glücklich.

Dankbarkeit äußern – für mehr Gesundheit, Gelassenheit, Lebensqualität und Glück

Glück bedeutet letztendlich nicht mehr, dass du mehr angenehme als unangenehme Gefühle hast, du in deiner Kraft stehst und deine Bedürfnisse zu einem großen Anteil erfüllt sind. Glücklichsein kannst du also lernen bzw. es ist eine Entscheidung, es zu sein!

„Es gibt keinen Weg zum Glück.
Glücklichsein ist der Weg.“
Buddha

Glücksforscher haben das Gefühl der Dankbarkeit als wesentlichen Faktor für physische und psychische Gesundheit entdeckt. Dankbarkeit führt tatsächlich zu Gelassenheit und Ruhe im entsprechenden Moment. Sie sorgt jedoch auch für einen besseren Schlaf und mehr Lebensqualität. Unser Denken und Fühlen wird durch das Trainieren von Dankbarkeit messbar positiver, das Gefühl des Zustandes vom Mangel verändert sich hin zu einem Gefühl von Fülle. Schon kleine regelmäßige Dankbarkeitsübungen reichen aus, um seinen inneren Modus auf Fülle und Reichtum umzustellen. Regelmäßig an die Dinge im Leben zu denken, die wir haben, dankbar innezuhalten, gibt dem Menschen Kraft, inneres Gleichgewicht, senkt den Blutdruck und beruhigt den Herzschlag. Hierbei muss der Mensch keineswegs religiös oder spirituell sein. Es ist lediglich wichtig, dass er beginnt innezuhalten und zu sehen, was er alles in seinem Leben hat. Auch wenn die Dinge noch so klein sind. Es geht um den veränderten Fokus, um eine veränderte selektive Wahrnehmung, was du leicht trainieren kannst.

„Nicht die Glücklichen sind dankbar.
Es sind die Dankbaren, die glücklich sind."
Francis Bacon

Glück ist also alles andere, als passiv zu warten, bis es sich einstellt. Du kannst auch hier Verantwortung für dich übernehmen und dein Glück aktiv in die Hand nehmen, indem du die schönen Momente im Leben wahrnimmst. Klingt eigentlich ganz einfach, oder? Ist es tatsächlich auch, wenn du es schaffst, regelmäßig zu trainieren und die Werkzeuge zu nutzen.

Werkzeug: Danke – Aller guten Dinge sind drei

Notiere dir kurz vor dem Einschlafen drei Dinge, für die du (heute) dankbar bist. Das hilft, um eine Aufmerksamkeit auf das Gute in deinem Leben zu lenken. Hierbei darfst du dich gerne wiederholen. Schreibe die drei Dinge in ein Notizbuch, so kannst du dir die Punkte wieder ins Gedächtnis rufen, wenn du das Büchlein durchblätterst.

Beispiele:
Danke, dass ich laufen, spazierengehen kann!
Danke für die schöne warme Wohnung!
Danke für das nette Gespräch heute mit der Arbeitskollegin!
Danke für meine Arbeitsstelle!

Werkzeug: Danke – Das Glück im Unglück

Glückliche Menschen können jeder misslichen Lage etwas Gutes abgewinnen. Sie vergeuden ihre Kraft und Zeit nicht mit Schimpfen und Jammern. Sie gehen sehr schnell aus der Opferhaltung heraus und übernehmen Verantwortung für ihr Glück. Sie sind zwar beispielsweise gerade unzufrieden in ihrem Job, aber vergegenwärtigen sich, was positiv daran ist: die netten Kollegen, das monatliche Geld, der kurze Fahrtweg.
Das hat auch nichts mit Schönreden zu tun oder Negatives und Belastendes auszublenden. Der Fokus wird lediglich auf die positiven Dinge gerichtet. Probiere es mal aus, bevor du beginnst, dich in die negativen Dinge hineinzubohren und hineinzusteigern. Es klappt tatsächlich und lässt die Welt gleich wieder etwas glücklicher aussehen.

Nimm alles Leben an, Krankheit und Tod

Wo Licht ist, ist auch Schatten
Das Leben, die Freude, die Sonne und die Gesundheit gibt es nur, da es auch die andere Seite des Lebens gibt: Krankheit, Tod, Schmerz oder beispielsweise die Traurigkeit. Für die Indianer gehören beide Pole unabdingbar zusammen. Die Sonne kann nur am Morgen aufgehen, weil sie am Abend untergegangen ist. Die Pflanzen können nur so grün und frisch wachsen, da es vorher geregnet hat. Aus dem Tod entsteht wieder neues Leben. Krankheit und Schmerz haben eine Bedeutung, möchten dem Betreffenden etwas mitteilen, um daran wachsen zu können. Alles ist Eins und ein ständiger Kreislauf. Alles ist gut, so wie es ist, und hat einen Sinn, einen Grund, den bei den Indianern meist nur der große Geist kennt. Ganz anders ist es bei uns in der westlichen Welt. Uns fällt es sehr schwer, Krankheit als Botschaft zu sehen. Oder Schmerz als

Wachstumsschmerz, den es braucht, um im Leben voranzukommen und sich weiterzuentwickeln. Wir sehen die andere Seite des Lebens als etwas Schreckliches an, die am besten gar nicht da sein sollte. Krankheit, Tod und Schmerz passen nicht in unsere leistungsorientierte, schimmernde Welt und doch sind sie ein Teil des Lebens, der dazu gehört.

Radikale Akzeptanz der Schattenseiten des Lebens
Je mehr wir Trauer, Schmerz, Krankheit und Leid von uns wegdrücken, sie loshaben wollen, desto mehr wird uns die Angst davor einholen. Wir haben Angst, schwach zu sein, etwas hergeben zu müssen, unsere Liebsten loszulassen. Dennoch gehören Trauer, Leid und Schmerz zu unserem Leben und wir können nur gelassen und beruhigt leben, wenn wir dies annehmen, diese Seite des Lebens radikal akzeptieren, ohne Wenn und Aber. Es gibt den Tod, den Schmerz, das Leid und die Trauer. Punkt. Auch du wirst eines Tages sehr alt sein und sterben müssen. Wir müssen radikal akzeptieren, dass all das Elend und Leid auf der Welt, in unserer kleinen Welt, auch zum Leben gehören. Stelle dich deinem Schmerz, deiner Angst, deiner Einsamkeit und deiner Ohnmacht. Es ist ein Teil des Menschseins und gehört genauso zu dir, wie die Freude, die Sonne und das pralle Leben. Ich möchte dir zwei kleine, aber mächtige Tipps geben, mit denen du Schmerz, Tod und Krankheit für dich besser annehmen und lernen kannst, loszulassen. Beides, Annahme und Loslassen, sind eine Kunst, die es gilt, zu üben!

Tipp zur Annahme und radikalen Akzeptanz:

Vorgehensweise:

1. Du hast einen Schmerz, trauerst um jemanden, den du sehr liebhattest, dann sage zu dir Folgendes:

Es ist, wie es ist! Doch auch das wird vorübergehen!

2. Sage dir den Satz immer wieder, wenn du im tiefen Schmerz bist.

Diese zwei Sätze, Glaubenssätze, beinhalten genau das, was du jetzt brauchst: die radikale Akzeptanz der Situation und auch die Gewissheit, dass nach der Dunkelheit wieder die Sonne aufgehen wird. Es wird vorübergehen! So wie nach der Nacht wieder der Tag kommt. Das ist ein Naturgesetz, auch wenn wir es in dem Moment noch nicht glauben können. Der Glaubenssatz hilft dir aber dabei!

Tipp zum Loslassen:

Vorgehensweise:

1. Du merkst, dass du etwas loslassen sollst, weißt jedoch nicht, wie du das machen kannst. Deine Mutter ist schwer krank und die Ärzte können nichts mehr für sie tun? Du hast eine Freundin mit einer unheilbaren Krankheit? Es ist schrecklich für dich, diese *Hilflosigkeit*, dass du nichts gegen dieses Schicksal tun kannst.

2. Übergib die Krankheit deiner Freundin, deiner Mutter an eine höhere Macht, an das, was du glaubst. Übergib in deiner Vorstellung die Krankheit und das Leid an Gott, den großen Geist oder an das Universum, an die Natur. Bitte die höhere Macht, sich darum zu kümmern, das Beste für deine Freundin, deine Mutter zu tun. Stelle dir in Gedanken vor, wie du die Person in die Hände der höheren Macht gibst und du mit dieser Macht redest. Du gibst das Schicksal deiner Freundin bzw. Mutter ab in liebevolle, große und mächtige Hände.

Wir können für unsere Liebsten da sein, ihnen beistehen. Aber wir können nichts gegen ihr Schicksal (so nenne ich es jetzt einfach mal) tun. Das Gefühl der Ohnmacht und

Hilflosigkeit ist eines der schrecklichsten Gefühle, da wir so gerne helfen würden, aber uns die Hände gebunden sind. Bei manchen Schicksalsschlägen können wir nichts anderes tun, als diese anzunehmen und an eine höhere Macht abzugeben. Tun wir das nicht, so „kämpfen wir gegen Windmühlen", wie der Volksmund so schön sagt, und arbeiten uns selbst auf.

Ein Indianer kennt keinen Schmerz
Kennst du das Sprichwort: Ein Indianer kenne keinen Schmerz? Na klar, wer kennt das nicht. Was ist damit gemeint? Indianer sind, wie kein anderes Volk, in der Lage, mit Gefühlen umzugehen. Sie wissen, dass es im Leben fatal sein kann, wenn wir uns in den Schmerz hineinfallen lassen. Dies bedeutet nicht, dass sie den Schmerz negieren, nicht wahrhaben oder verdrängen wollen. Der Schmerz wird auf der einen Seite radikal angenommen. Auf der anderen Seite jedoch radikal losgelassen, um sich mutig dem Leben zuzuwenden. Was meine ich damit? Stelle dir vor, ein geliebter Mensch aus deiner Familie verstirbt. Jetzt hast du folgende Wahl, wie du mit deinen Gefühlen umgehen kannst:

a) Du gibst dich ganz der Trauer hin. Du klagst, jammerst und kannst nicht verstehen, wieso dich dieses harte Schicksal treffen muss. Du hörst auf zu essen, wirst krank, verlierst deinen Job.
b) Du drängst das Gefühl der Trauer weg und stürzt dich in Arbeit, ins Vergnügen oder in sonstige Aktivitäten, um deine Gefühle nicht wahrnehmen zu müssen.
c) Du bist voller Trauer und Schmerz, die Gefühle scheinen dich zu überwältigen. Du nimmst dir eine Auszeit, um dir Zeit für deinen Schmerz zu nehmen, um ausführlich zu trauern und zu weinen. Nach ein paar Wochen entscheidest du dich, deine Arbeit wieder aufzunehmen und Freunde zu treffen. Du möchtest den Schmerz und die Trauer

weiter zulassen und dir immer wieder Zeit nehmen, um deine Wunden zu lecken. Gleichzeitig wendest du dich wieder deinem Leben, der Freude zu und lässt in der Zeit den Schmerz los.

Verstehst du, was ich meine? Es gibt im Leben nicht nur ein „Entweder-Oder", sondern auch ein „Sowohl-als-Auch". Wir können uns Zeit nehmen für unseren Schmerz, ihn geradezu zelebrieren und bewusst spüren. Auch das ist das Leben, so schwer es auch ist. Auf der anderen Seite setzt du aber einen Punkt und wendest dich dann bewusst wieder dem Leben zu. Vergiss nicht, deinen Schmerz zu betrauern, aber vergiss auch nicht, dein Leben wieder aktiv zu leben. So kann der Schmerz langsam bewältigt werden und heilen. Du kannst nach und nach lernen, mit dem Tod deines geliebten Familienangehörigen zu leben.

Ein Indianer kennt keinen Schmerz, ist also gar nicht so falsch, wenn du es richtig interpretierst. Es bedeutet nicht, dass Männer immer hart sein müssen und nicht weinen dürfen, sondern dass es klug sein kann, in gewissen Lebenssituationen sich nicht in den Schmerz fallen zu lassen. Um seine Wunden zu lecken, brauchst du Zeit, Ruhe und am besten noch liebe Menschen um dich herum, die dir Empathie schenken. So können deine Wunden heilen und du kannst dich wieder voll dem Leben zuwenden.

„Menschen heilen von ihrem Schmerz,
wenn sie eine authentische Verbindung
zu einem anderen Menschen haben."
Marshall B. Rosenberg

Feiere das Leben und deine Erfolge wie ein Häuptling

Feiere dein Leben wie ein Häuptling. Warum? Ist das nicht verschwendete Zeit? Nein, es ist genau der Grund, warum du auf dieser Erde bist: um das Leben in vollen Zügen zu genießen und glücklich zu sein! Aber das erst nach getaner Arbeit, denkst du? Nein! Der Mensch hat das natürliche Recht auf Glück, Gesundheit und Wohlstand, einfach nur weil er Mensch ist. Er ist wertvoll und hat das Recht aus sich heraus. Er muss nichts dafür tun, dafür bezahlen. Aus dieser Selbstzweckhaftigkeit darfst du auch tun, was du liebst, ohne dich dafür rechtfertigen zu müssen. Du tanzt, um zu tanzen. Du gehst spazieren, um spazierenzugehen. Einfach, weil es dir Freude macht. Etwas zu tun, einfach der Freude willen, ist eine ganz hohe Form der Intelligenz.

„Arbeite, als würdest du das Geld nicht brauchen.
Liebe, als hätte dich nie jemand verletzt.
Tanze, als würde niemand zusehen.
Singe, als würde niemand zuhören.
Lebe, als wäre der Himmel auf Erden!“
Mark Twain

Du feierst dein Leben, wenn du dein Leben in vollen Zügen genießt. Doch wie machst du das?

Hier einige Beispiele:

- ✓ eine Tasse Kaffee trinken, dir dafür Zeit nehmen
- ✓ jemandem ein kleines Geschenk machen
- ✓ sich künstlerisch betätigen (malen, Musik machen, ein Video drehen usw.)
- ✓ ein gutes Buch lesen
- ✓ mit einem Freund den Abend verbringen
- ✓ etwas Leckeres kochen
- ✓ klipp und klar deine Meinung sagen, „Nein“ sagen

- ✓ für dich selbst etwas einkaufen
- ✓ etwas basteln für Ostern, Weihnachten, für einen Geburtstag
- ✓ in den Urlaub fahren
- ✓ in ein Theater gehen, ins Kino gehen, auf ein Konzert
- ✓ mit Freunden ein Restaurant besuchen
- ✓ segeln, Motorrad fahren, Fahrrad fahren
- ✓ Möbel bauen, neu aufarbeiten
- ✓ Gartenarbeit machen
- ✓ dir ein Haustier zulegen
- ✓ positive Zukunftspläne schmieden
- ✓ mit einer Freundin telefonieren
- ✓ die Natur beobachten, Tiere beobachten
- ✓ mit lieben Menschen im Freien grillen
- ✓ ein langes Bad nehmen
- ✓ schwimmen gehen
- ✓ ein Sonnenbad nehmen
- ✓ in einem Chor singen
- ✓ nichts tun, einfach nur schlafen
- ✓ ehrenamtlich tätig sein
- ✓ etwas planen und organisieren
- ✓ Handarbeit machen, stricken, nähen
- ✓ ein Spiel spielen (zum Beispiel Schach, ein Kartenspiel, Würfelspiel)
- ✓ in die Sauna gehen
- ✓ Tagebuch schreiben
- ✓ in einer Tanzgruppe tanzen
- ✓ eine Fremdsprache lernen
- ✓ ausschlafen
- ✓ Parfum benutzen
- ✓ zum Friseur gehen
- ✓ im Sand, Gras liegen
- ✓ eine Kerze anzünden
- ✓ Menschen beobachten
- ✓ Meditation, Yoga betreiben
- ✓ einen guten Film anschauen
- ✓ und vieles mehr, was dir noch einfällt

War etwas dabei für dich? Ja? Prima, dann bist du auf dem richtigen Weg. Das Leben zu lieben und es zu genießen ist übrigens die beste Prävention, nicht krank zu werden. Wenn du voller Leidenschaft für etwas brennst und du diese Aktivitäten auch durchführst und genießt: Nur so bleibst du gesund, bekommst Kraft und kannst sicher sein, dass es genau dein Leben ist, welches du lebst.

„Das größte
und das seriöseste Geschäft des Lebens ist
glücklich zu leben."
Voltaire

Zum Abschluss habe ich für dich noch drei Feuersteine, mit denen du dein Leben und deine kleinen und großen Erfolge feiern kannst.

Feuerstein 1: Erfolge feiern und verstärken

Vorgehensweise:

1. Überlege dir zum Beispiel jeden Freitag, wofür du dich diese Woche belohnen möchtest. Was war dein größter Erfolg letzte Woche? Bedenke: Kleine Erfolge sind oft sehr groß! Schreibe dies auf einen Zettel.

2. Jetzt überlege dir: Wie möchtest du dich für den Erfolg (dieses Wochenende) belohnen? Was würde dich freuen? Was hast du lange nicht mehr gemacht? Schreibe dies unter deinen großen Erfolg der vergangenen Woche.

3. Wann genau möchtest du die Belohnung durchführen? Schreibe das konkrete Datum darunter. Die Belohnung sollte in den nächsten Tagen (zeitnah) stattfinden, so dass sie sich auf den Erfolg beziehen kann.

Merke: Das Feiern deiner Erfolge ist genauso wichtig wie das Tun! Belohne dich für deine Erfolge! Dadurch werden deine Erfolge verstärkt. Das ist es, was du möchtest: erfolgreich werden mit der natürlichen Gelassenheit eines Häuptlings! Ich kann es nur immer wieder betonen. Belohne dich nach jedem Erfolg, auch wenn er klein ist in deinen Augen!

Feuerstein 2: Das Leben feiern und genießen

Vorgehensweise:

1. Schreibe dir 30 Dinge auf, die du gerne tust. Ja, 30 Aktivitäten, die du liebst. Hole dir einen großen DIN-A4-Blatt und schreibe jeweils 10 Aktivitäten untereinander. Nimm das Blatt gerne Querformat und unterteile es in drei Spalten.

2. Hänge die Liste an einen Ort, an dem du sie immer wieder sehen kannst, beispielsweise in der Küche. Nimm dir regelmäßig eine Aktivität vor, um dein Leben zu zelebrieren und zu genießen.

Dieser Feuerstein hört sich sehr einfach an. Aber auch hier liegt das Geheimnis wieder im Tun. Das Leben zu feiern und zu genießen bringen dir eine Unmenge Lebenskraft und Würde ein. Bitte unterschätze die Wirkung nicht, denn sie ist mächtig!

Feuerstein 3: Lebenserfolge anerkennen und feiern

Vorgehensweise:

1. Bitte kaufe dir ca. 30 Federn deiner Wahl. Keine Sorge, Federn zum Basteln sind nicht so teuer.

2. Male dir auf ein großes Blatt Papier einen Häuptling mit einer Federhaube auf. Nimm dafür ein DIN-A4-Blatt,

damit du genügend Platz hast. Benutze einen Bleistift für die Zeichnung oder einen schwarzen Stift.

3. Nun gehe dein Leben durch: Geburt, Kindergarten, Schule. Die ersten Jahre deines Lebens. Gab es da besondere Erfolge oder Höhepunkte? Wenn ja, nimm dir bitte eine Feder, klebe diese auf den Häuptlingsfederschmuck und schreibe den Erfolg neben die Feder.
4. Gehe nun langsam deine Lebensjahre durch, immer in 4er-Schritten. Gab es in den einzelnen Etappen besondere Erfolge? Wenn ja, nimm dir wieder eine Feder und füge sie an die Federhaube des Häuptlings. Du hast 30 Federn, also noch eine Menge zu tun.

5. Alle Federn müssen aufgebraucht werden. Die Häuptlingin möchte einen schönen, prallen Federschmuck haben, der lang den Rücken hinunterreicht.

6. Schau dir deine Häuptlingin noch einmal genau an. Schau dir deine Erfolge im Leben an!

Krieger oder Häuptlinge trugen den Federschmuck zu besonderen Anlässen oder zu Feierlichkeiten. Dein Leben ist unendlich wertvoll, weshalb du keinen Anlass und vor allem keinen Erfolg versäumen solltest, es zu feiern. Es ist so schön, dass du auf der Welt bist, du bist eine Bereicherung, ein Schatz für diese Welt. Du hast den Mut, den Häuptlingspfad zu gehen, bist auf der Spur zu dir selbst. Du hast den unendlichen Mut und die Kraft, die Melodie deines Lebens zu spielen. Welch ein Geschenk für diese Welt. Nun darfst du dich ausruhen, dich in dich selbst hineinfallen lassen und voller Kraft, Würde und Gelassenheit weiter durchs Leben gehen.

*„Gelassenheit bedeutet,
dankbar der Melodie des eigenen Lebens zu folgen
inmitten eines tobenden Sturms."*

Margit List

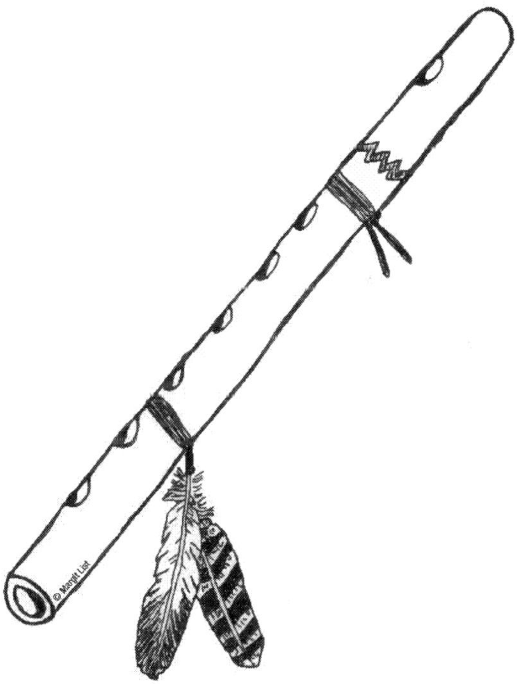

Danksagung

„Das Leben beginnt
am Ende deiner Komfortzone.""
Neale Donald Walsch

Ganz klar, bei wem ich mich gleich zu Beginn bedanken möchte: bei Monica Deters! Ich selbst konnte mir am Anfang gar nicht vorstellen, ein Buch zu schreiben und dachte mir immer: „Irgendwann, wenn ich mein Business aufgebaut habe, dann mache ich das." Monica ermutigte mich dazu, oder besser besagt, gab mir einen kleinen Tritt, das Buch genau JETZT zu schreiben. Im Nachhinein war es genau richtig so. Denn welche Zeit eignet sich besser dazu, als die Corona-Zeit, die geprägt ist von Lockdown, Social Distancing und Homeoffice. Das Geheimnis, ein Buch zu schreiben, liegt wie bei allem im TUN, ohne großartig darüber nachzudenken. Ich kann dir sagen, es war magisch! Es war eine großartige Zeit und eine einzigartige Erfahrung. Denn auch ich laufe weiter in meinen Mokassins auf meinem Häuptlingspfad und ich kann nur jeden Menschen dazu ermutigen, ihn zu gehen. Es ist ein individueller Pfad voller Überraschungen, Abenteuer und Wunder: zu sehen, was in einem selbst steckt und es nach außen in die Welt zu tragen.

Das Buch ist ein Geschenk an mich selbst, das ich hinaus zu dir tragen möchte, so dass du von meinen Erfahrungen und Schmerzen profitieren kannst. Das ist mir eine Herzensangelegenheit. Warum sollst du wie ich in all die Fallen und tiefen schwarzen Löcher tappen? Du musst das Rad nicht neu erfinden, alles selbst herausfinden, sondern kannst den Weg abkürzen – ohne große Pleiten, Pech und Pannen, ohne den Prozess des Versuches und Irrtum! Du kannst gleich auf dem Häuptlingspfad gehen, um schnell zu deinem Erfolg, deiner Gelassenheit und deiner ganzen

Kraft zu kommen. Mir persönlich macht es inzwischen sehr viel Freude, an der Melodie meines Lebens weiterzuschreiben, sie immer wieder neu zu überdenken und auch zu verändern. Das Gleiche wünsche ich mir für dich, für alle Leser, dass dich die Faszination des Häuptlingspfades packt und du immer weitergehen möchtest. Er endet nie und bringt dir so viel: Kraft, Lebensqualität, privaten und beruflichen Erfolg, Gelassenheit, Glück und Wohlstand. Was will dein Häuptlinginherz mehr?

Besonders fasziniert hat mich auf meiner Reise „ein Buch zu schreiben“ die Aussage der Indianer, dass sie Tiere wie ihre Brüder und Schwestern behandeln. Der Gedanke beschäftigt mich bis heute, hat mich geradezu in den Bann gezogen. Viele Fragen dazu lassen mich nicht mehr los und ich brenne darauf, diese für mich zu beantworten. Wie würde sich für mich, für unsere Gesellschaft, das Leben ändern, wenn wir Tiere wie unsere Brüder und Schwestern behandeln würden? Was würde das konkret für mein Leben bedeuten?

Gerne möchte ich mich auch bei meinen Freundinnen Antje Kraus und Sabine Peiler bedanken. Bei Antje, dass sie mich in der Zeit des Schreibens immer wieder geduldig „in Ruhe gelassen“ hat und mich immer wieder mit neuen Gedanken inspiriert und begleitet hat. Meiner Freundin Sabine möchte ich auch ganz besonders danken: für die stets wertschätzende Annahme meiner Person und für die Ermutigungen und positiven Impulse während des Lockdowns, immer wieder an dem Buch weiterzuschreiben. Ich habe in der Zeit des Lockdowns, der im März 2020 begann, meine Tanzgruppe „Leagan Dragon“ sehr vermisst und vermisse sie auch immer noch. Kurz erklärt: Wir sind eine Tanzgruppe, ja tatsächlich ein Stamm, die vor allem Gruppentanz im Tribal Style praktiziert. Tribal Style Bellydance setzt sich aus verschiedenen Tanzstilen aus dem Nahen und Mittleren Osten zusammen: Bauchtanz, Folklore, Flamenco. Wir Frauen tanzen hierbei vor allem zusammen und verkörpern durch den

Tanz und die Kleidung vor allem Weiblichkeit, Würde, Kraft und Zusammenhalt. Spannend finde ich auch unsere Philosophie, bei der das „Du“ stets im Vordergrund steht und nicht das „Ich“, wie in unserer westlichen Gesellschaft! Eine völlig andere und neue Denkweise im Umgang miteinander, die mich immer wieder neu fasziniert.

Das Schreiben dieses Buches hat mir in der schwierigen Zeit der Pandemie sehr geholfen, bei mir und meinem Pfad, in meiner Kraft und Gelassenheit zu bleiben und stets zu schauen, wie ich gut für mich sorgen kann: mich mit meinen Gefühlen und Bedürfnissen ernst nehmen und mir holen, was ich zum Leben brauche. Das waren und sind vor allem liebe Menschen um mich herum, Freundinnen, Kolleginnen, Bekannte, verbunden mit tollem Austausch und wunderbaren Erlebnissen.

Ein ganz großes Dankeschön geht natürlich an Hunting Wolf. Ein echter Häuptling, der mich inspiriert hat, wie nur wenige Menschen in meinem Leben. Er hat mich aber nicht nur inspiriert, sondern auch fasziniert und geerdet, mit seiner einfachen und klugen Art zu denken und zu leben, verbunden mit einer unendlichen und tiefen Weisheit!

Danke auch an meine Familie, die mich heute so nimmt, wie ich bin und mich einfach „mein Ding“ machen lässt, im Vertrauen darauf, dass ich stark genug bin, das Richtige zu tun. Danke auch an Feminess, meine Lektorin Tanja Giese und Nicole Thieme, die mir immer wieder signalisiert haben, für mich da zu sein, sollte ich Unterstützung brauchen. Auch bin ich dankbar für mein Leben, meine Gesundheit, meinen Mut, meine Klugheit und meine Kraft, die mir immer wieder geholfen haben, trotz aller Hindernisse, meinen eigenen Lebensweg zu gehen und aus jeder Situation das Beste zu machen. Danke auch an Gott im Himmel, dass ich bin, wie ich bin. Für mein offenes, gewinnendes und kommunikatives Wesen, das mich immer wieder zu wunderbaren Menschen führt, die mein Leben so sehr erfüllen und bereichern und in meinem Sinne erfolgreich werden lassen.

Margit List

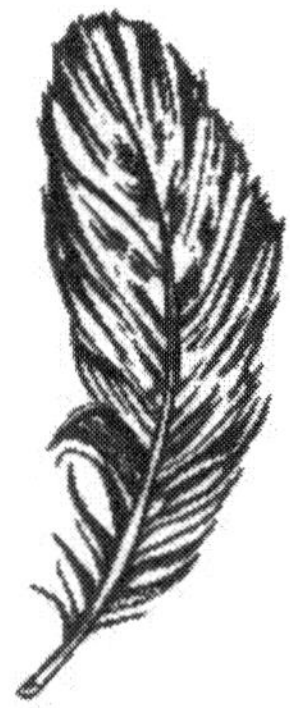

P.S: Du hast gerade ganz wenig Zeit? Dann lade dir jetzt kostenlos die SOS-SCHNELL-TIPPS für mehr Gelassenheit, deine maximale Kraft und gesundheitliche Stabilität herunter! Für Führungskräfte, Arbeitnehmer und alle Menschen wie du und ich. PLUS Gratis 5 BILDER aus der eigenen Feder von Margit List aus DIESEM Buch (inkl. Häuptlingin-Bild), kostenlos im DIN A4-Format zum Ausdrucken!

SCAN ME

Literaturverzeichnis

Buchpublikationen:

Berndt, Christina 2016: Resilienz. Das Geheimnis der psychischen Widerstandskraft. 5. Auflage, München.

Brockhoff, Stefan und Panreck, Klaus 2016: Menschlichkeit rechnet sich. Warum Wertschätzung über den Erfolg von Unternehmen entscheidet, Frankfurt

Jacobs, Alan 2019: du kannst den Fluss nicht anhalten. Die Weisheit der Indianer, Köln.

Nicholson, Dean 2020: Nalas Welt. Ein Mann, eine Straßenkatze und eine Freundschaft, die alles ändert, Köln.

Rosenberg, Marshall B 2005.: Gewaltfreie Kommunikation. Eine Sprache des Lebens. 6. Auflage, Paderborn.

Rosenberg, Marshall B 2016.: Gewaltfreie Kommunikation. Eine Sprache des Lebens. 12. Auflage, Paderborn.

Zeitungen/Zeitschriften:

Zink, Dionys 1999: Menschen würdig pflegen – Ethischer Ansprüche und Chancen zur Realisierung im Spannungsfeld der soz8ialwirtschaftlichen Rahmenbedingungen. In: Bayerischer Wohlfahrtsdienst, 51. Jg., Heft 5, Mai, S. 33-37.

Internetpublikationen:

AOK-Studie 2019 zeigt Anstieg. Mehr Fehlzeit durch psychische Krankheiten, 29.09.2020. Adresse: https://www.nt-tv.de/22067734, Abgerufen am 03.01.2021.

Eitle, Christine: Die Effekte von Meditation auf Körper und Psyche, 03.10.2015. Adresse: https://www.yogaeasy.de/artikel/Die-Effekte-von-Meditation-auf-Körper-und-Psyche, Abgerufen am 02.02.2021.

Frenk, Rafael: Das Pareto-Prinzip einfach erklärt: Hole das Beste aus jedem Tag heraus, 29.06.2020. Adresse: https://www.primal-state.de/pareto-prinzip/, Abgerufen am 08.12.20.

Odenwald, Michael: Druck in der Physik: Einfach erklärt, 10.07.2018. Adresse: https://weather.com/de-DE/wissen/wetterlexikon/news/der-druck-ein-standiger-begleiter-in-unserem-alltag, Abgerufen am 30.09.2020.

Packard, Robert Alan: Das sagt der deutsche Indianer zur Indianer-Debatte, 23.03.2021. Adresse: https://www.bild.de/unterhaltung/leute/leute/was-ein-echter-native-american-zur-indianer-sprach-debatte-sagt-75840080.bild.html, Abgerufen am 10.04.2021.

Roosevelt, Eleanor: DIE VIER INDIANISCHEN GESETZE., 2016. Adresse: https://www.yogaliebe-muenchen.de/2018/03/10/die-4-indianischen-gesetze-und-was-es-aus-yogischer-sicht-bedeuten-koennte/, Abgerufen am 03.10.2020.

Stress – Lexikon der Psychologie 2016. Adresse: https://www.psychomeda.de/lexikon/stress.html, Abgerufen am 30.09.2020.

Techniker Krankenkasse Stressstudie 2016. Entspann dich, Deutschland. Adresse: https://www.tk.de/resource/blob/2026630/9154e4c71766c410dc859916aa798217/tk-stressstudie-2016-data.pdf, Abgerufen am 30.09.2020.

Weber, Tommy: Federschmuck der Indianer und seine Bedeutung, 2021. Adresse: https://www.indianerschmuck24.de/291-federschmuck-der-indiner-und-seine-bedeutung.html, Abgerufen am 01.02.2021.

SCAN ME

Gerade wenig Zeit? Dann lade dir jetzt die SOS-SCHNELL-TIPPS für mehr Gelassenheit, deine maximale Kraft und gesundheitliche Stabilität herunter! Für Führungskräfte, Arbeitnehmer und alle Menschen wie du und ich. PLUS Gratis 5 BILDER aus der eigenen Feder von Margit List aus DIESEM Buch (inkl. Häuptlingin-Bild), kostenlos im DIN A4-Format zum Ausdrucken!

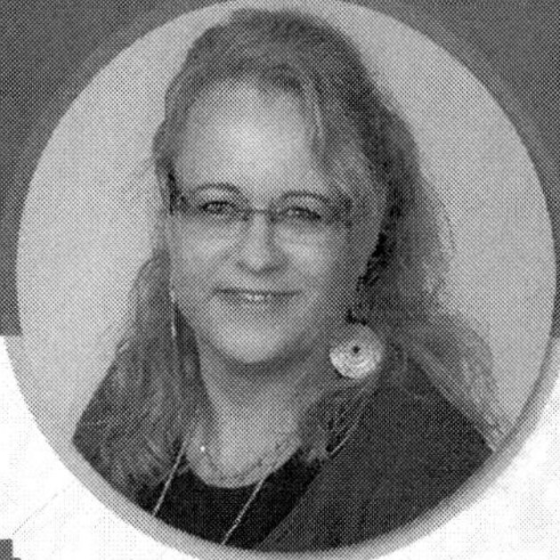

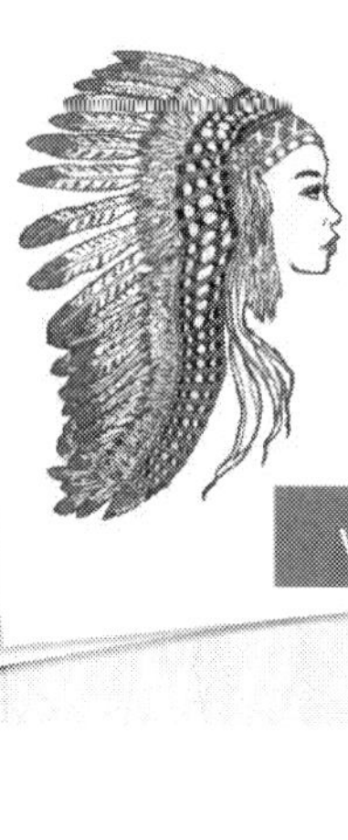

Printed in Poland
by Amazon Fulfillment
Poland Sp. z o.o., Wrocław

82570903R00137